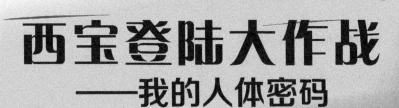

西宝登陆大作战
——我的人体密码

徐达政　雷俊霞　主编

中山大學出版社
SUN YAT-SEN UNIVERSITY PRESS
·广州·

图书在版编目（CIP）数据

西宝登陆大作战：我的人体密码 / 徐达政，雷俊霞主编 . —广州：中山大学出版社，2019.9

ISBN 978-7-306-06623-7

Ⅰ . ①西… Ⅱ . ①徐… ②雷… Ⅲ . ①人体—普及读物 Ⅳ . ① R32-49

中国版本图书馆 CIP 数据核字（2019）第 089715 号

出 版 人：王天琪
策划编辑：张 蕊
责任编辑：张 蕊
责任校对：罗雪梅
封面设计：林绵华
装帧设计：林绵华
责任技编：何雅涛
出版发行：中山大学出版社
电 话：编辑部 020-84111997，84111996
 发行部 020-84111998，84111981，84111160
地 址：广州市新港西路135号
邮 编：510275 传 真：020-84036565
网 址：http://www.zsup.com.cn E-mail:zdcbs@mail.sysu.edu.cn
印 刷 者：广东虎彩云印刷有限公司
规 格：850mm×1168mm 1/16 10.75印张 150千字
版次印次：2019年9月第1版 2025年3月第4次印刷
定 价：60.00元

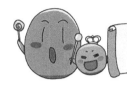 编 委 会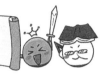

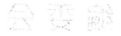
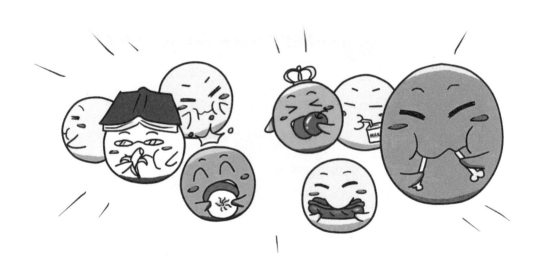

前 言

  本书通过描写"西宝"（"细胞"的谐音）和"西尔"（"cell"的谐音）两兄弟"寻龙"的精彩故事，辅以科学知识，引出人体结构的精妙与神奇，集奇趣故事、普及知识、生活应用、拓宽视野为一体。读者能够从轻松愉快的环境中了解人体基本结构发育的规律，感受到生命的伟大与不易。珍爱生命，学会感恩。

  中山大学中山医学院的教育理念是"三基三严三早"，其中，"三早"指的是早期接触临床、早期接触科研、早期接触社会，学院在完整的教育体系下，注重学生综合素质的培养，通过科普教育等途径来构建第二课堂育人模式。本书编者除了有中山医学院的老师外，还有 9 名学生编者，他们将学习到的专业知识，结合中国传统文化典故，设计出本科普书籍，使之融科学性、创新性、趣味性于一体，寓教于乐。目前，这些学生编者都已经前往更加优秀的学府／单位深造或工作，这也是科普育人取得优秀成果的一个缩影。

  由于我们是初次编写此类科普书籍，书中难免存在不足之处，欢迎广大读者和专家批评指正。

  本书得到广州市科技局 2018 年科普项目经费支持，在此致谢！

学生编者简介

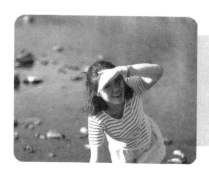

我是李偲，来自中山大学中山医学院临床医学专业，现在是一名干活风风火火的妇产科医生。给西宝等泡泡们配文字，串起整个故事的就是我哦。
现单位：中山大学附属第六医院　博士后

我是许宇彤，来自中山大学中山医学院临床专业，现在是一名内分泌科医生。将文字版的泡泡故事改写成剧本分镜的就是我。
现单位：北京清华长庚医院　博士后

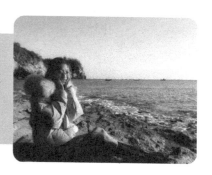

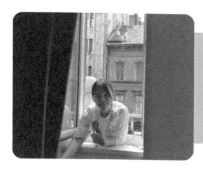

我是曾红惠，来自中山大学中山医学院临床医学专业，目前正在攻读博士学位。主要负责故事构思与编排，快来与西宝和他的朋友们一起作战，探索人体的奥秘吧。
现单位：中山大学孙逸仙纪念医院　博士

我是岳潇，来自中山大学中山医学院临床医学专业，现在是一名肝胆外科医师，我负责本书的故事创作，期待大家多多支持西宝！
现单位：广东省人民医院　医师

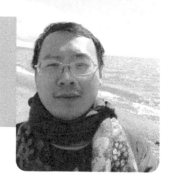

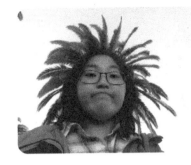

　　我是李妍，来自中山大学中山医学院临床医学专业，现在是一名可爱与实力兼备、娃见娃爱的儿科医生。为文字版泡泡们的故事设置分镜，转换成漫画底稿的就是我哦。
　　现单位：中山大学附属第三医院儿童发育行为中心博士后

　　我是朱菁莪，来自中山大学中山医学院临床医学专业，现在是一名酷炫的外科医生。泡泡们的形象设计和全书的线稿制作就是我负责哒！
　　现单位：海军军医大学附属上海长海医院　医师

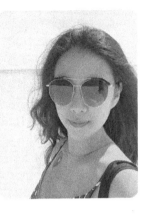

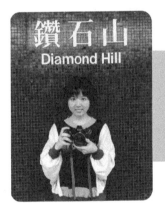

　　我叫金贝，来自中山大学中山医学院临床医学专业，现在是一名儿科研究生，给西宝、西尔等泡泡们涂色的就是我。
　　现单位：中山大学附属第一医院　研究生

　　我是刘瑶，来自中山大学中山医学院临床医学专业，现在是一名准外科医生，画画是繁忙工作之余的一种放松方式，我是本书的上色师。
　　现单位：中山大学附属第一医院　博士

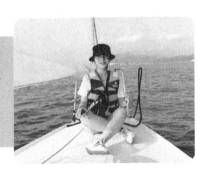

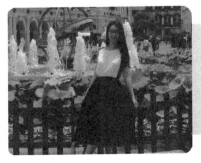

　　我是刘冷钰，来自中山大学中山医学院临床医学专业，还在为成为消化内科医生而努力当中，我主要负责"知识解读"和"趣味小知识"的编写。
　　现单位：北京协和医院　研究生

人物介绍

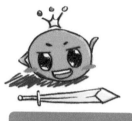

西宝王子

　　善于应变，面对环境的变化能迅速适应，而且点子很多，爱动手做些小发明，为大家解决实际问题。性格果敢的他虽然有时候也会鲁莽任性，但还是深得大家信任，在泡泡王国很有号召力。

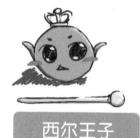

西尔王子

　　外表帅气冷酷，内心却温顺善良，乐于助人。他注重细节，追求极致，擅长调制各种魔法药水，在泡泡王国也拥有万千粉丝。

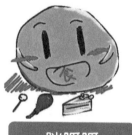

胖呱呱

　　西宝和西尔的好朋友。口袋总装着各种零食，手上也经常拿着吃的。个头比小伙伴们足足大了一倍，是他们泡泡族特有的体型。吃是他与生俱来的爱好，每天最快乐的时光就是与小伙伴们在一起。对新鲜事物充满了好奇。

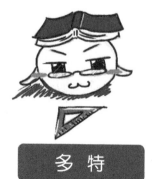

多　特

　　西宝和西尔的好朋友。爱好读书，常常到了废寝忘食的地步。即使出门也要把书顶在头上，便于随时翻看。每当西宝、西尔遇到技术难题，都会向他请教。多特平时观察十分仔细，还是一个小侦探呢！

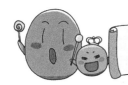

目 录

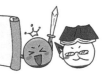

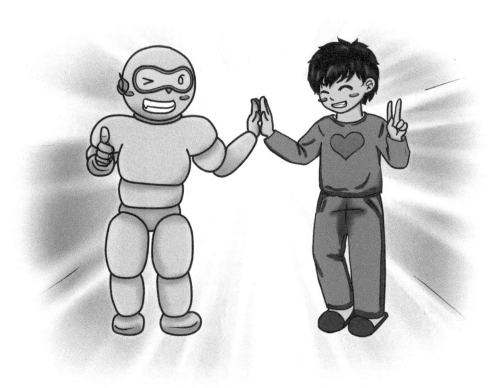

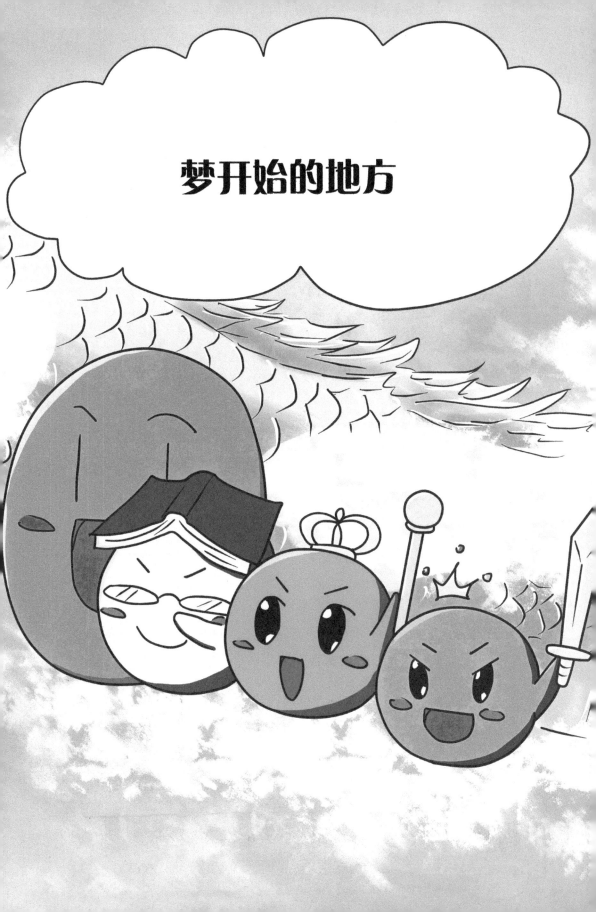

梦开始的地方

艳阳高照的一天，西宝、西尔、多特和胖呱呱像往常一样在海上嬉闹。

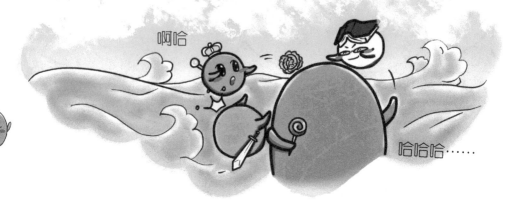

突然，乌云密布，大家目瞪口呆地望着天空，被刺眼的阳光照得有些失神。

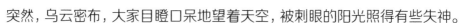

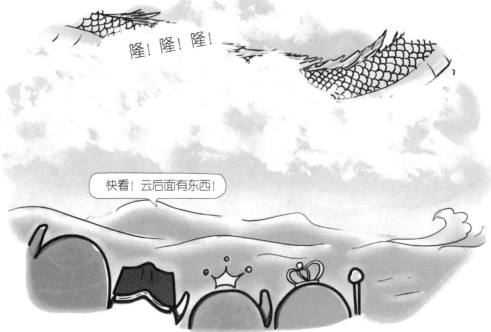

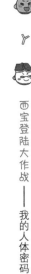

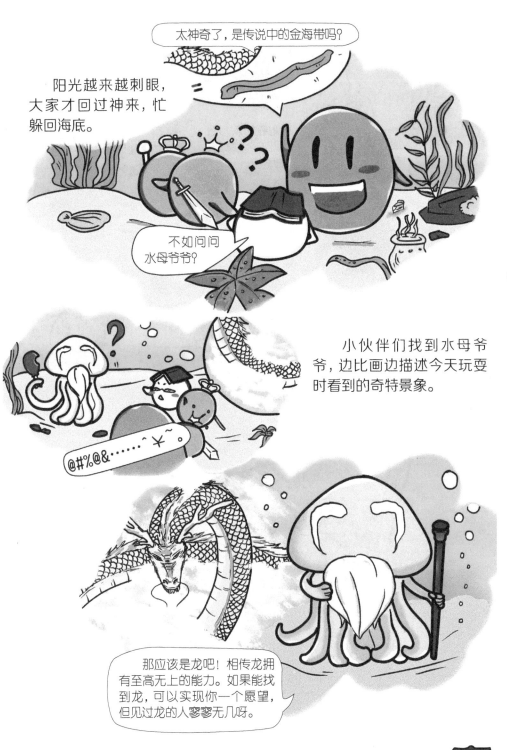

太神奇了，是传说中的金海带吗?

阳光越来越刺眼，大家才回过神来，忙躲回海底。

不如问问水母爷爷?

小伙伴们找到水母爷爷，边比画边描述今天玩耍时看到的奇特景象。

@#%@&········^¥~

那应该是龙吧! 相传龙拥有至高无上的能力。如果能找到龙，可以实现你一个愿望，但见过龙的人寥寥无几呀。

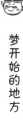

梦开始的地方

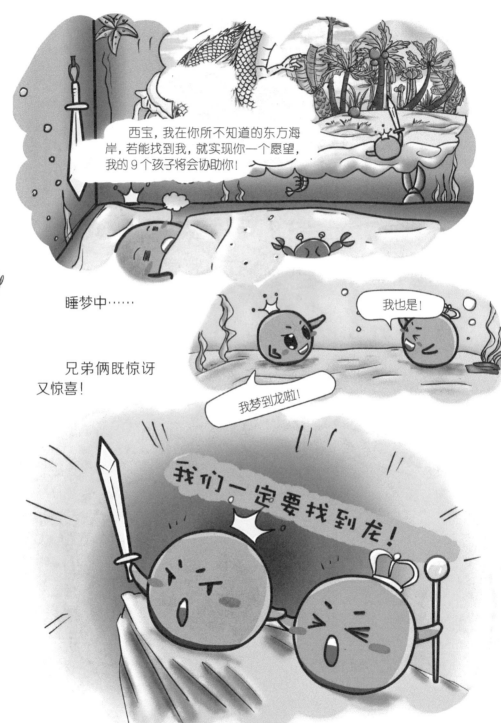

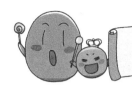

小知识：人体系统

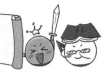

【知识解读】

告诉大家一个秘密，其实，西宝、西尔、胖呱呱、多特和他们的小伙伴们即将踏上的寻龙之旅实际也是探索人体构造的奇妙之旅哦。不信吗？来看看人体的各组成部分吧。

我是运动系统，负责支撑人体，并完成跑、跳、站等动作。

我是消化系统，食物从口进入，粪便从肛门排出，食物消化吸收我在行！

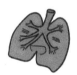

我是呼吸系统，负责吸入氧气，呼出二氧化碳，全身的氧气都由我集中供应！

我是泌尿系统，负责排出尿液。从口喝进来的水，大部分通过我排泄。你知道为什么吗？

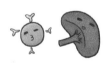

我是免疫系统，是人体最重要的保卫系统。我的能力强弱能决定你在冬天是"感冒"还是"活蹦乱跳"！

我是神经系统，是全身的中枢首领，控制和调节其他系统的活动。

我是循环系统，是藏在全身的一个"管道迷宫"，你可找不到我的开口，手背下的"青筋"是我的一部分，我负责营养物质和代谢废物的运输。

梦开始的地方

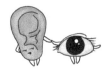

系统构成，别吵吵啦

我是感官系统，痛、温、触、压觉均为我所感。眼观六路、耳听八方是我的强项，我还掌握平衡和感觉位置。

【知识锦囊】

我是内分泌系统，负责调节机体的新陈代谢和生殖发育，还能影响行为。

在知道人体由这些系统构成后，聪明的小朋友们，你们能将西宝他们的旅程和上面说的各个系统对应起来吗？

【趣味小知识】

1. 有些动物只有口腔没有肛门的哦！它们是刺胞动物门，如海星、水母等，它们从哪里吃饭，就从哪里排便。

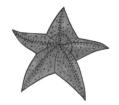

2. 关于人类的起源，目前科学界比较公认的是最早由达尔文提出的"进化论"。根据进化论，人类是由类人猿进化来的，由四肢着地到用双脚走路是人类进化史上具有重要意义的节点。

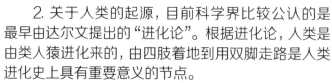

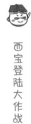

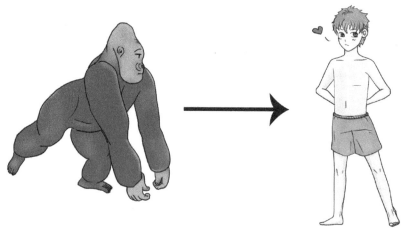

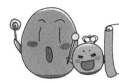

我的笔记

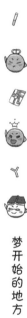

西宝登陆大作战——我的人体密码

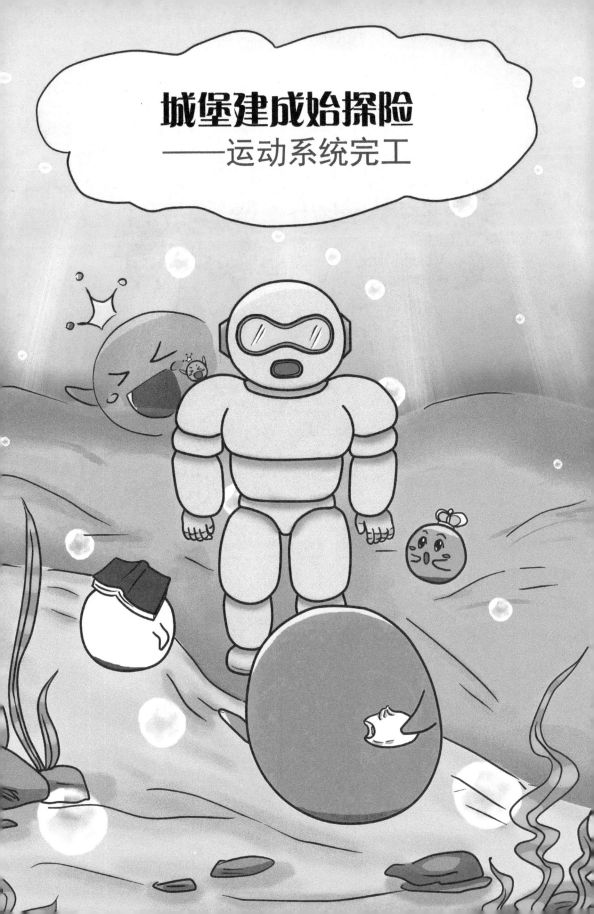

城堡建成始探险
——运动系统完工

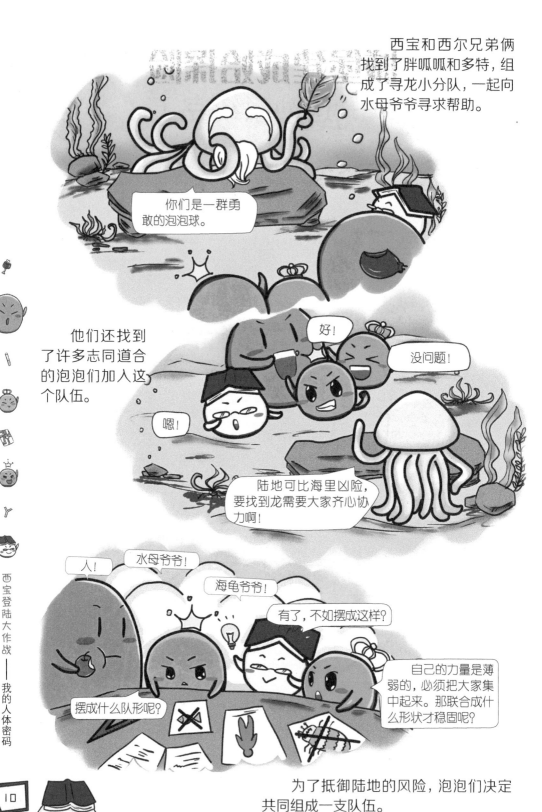

西宝和西尔兄弟俩找到了胖呱呱和多特，组成了寻龙小分队，一起向水母爷爷寻求帮助。

他们还找到了许多志同道合的泡泡们加入这个队伍。

为了抵御陆地的风险，泡泡们决定共同组成一支队伍。

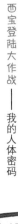

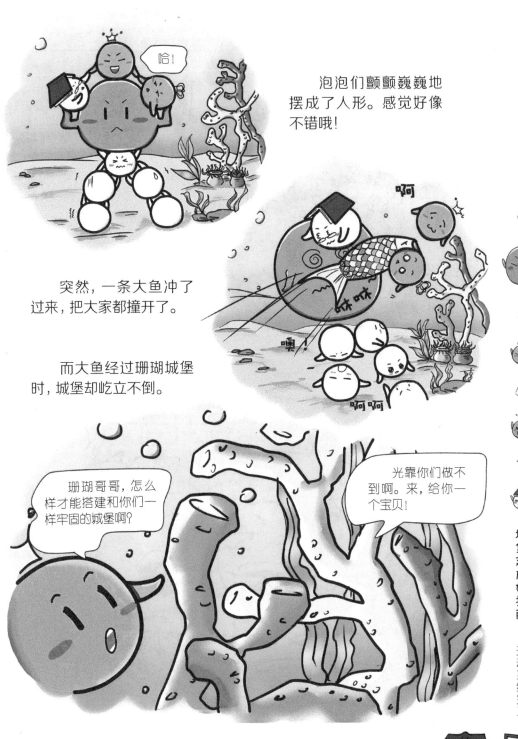

泡泡们颤颤巍巍地
摆成了人形。感觉好像
不错哦!

突然,一条大鱼冲了
过来,把大家都撞开了。

而大鱼经过珊瑚城堡
时,城堡却屹立不倒。

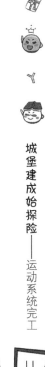

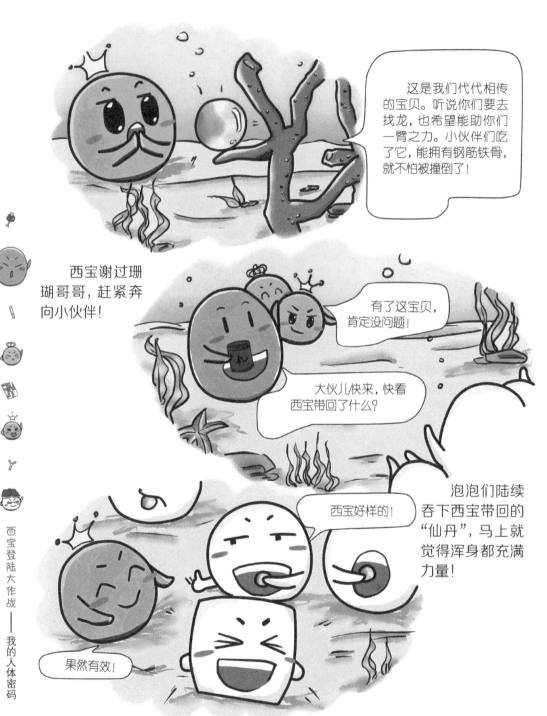

这是我们代代相传的宝贝。听说你们要去找龙，也希望能助你们一臂之力。小伙伴们吃了它，能拥有钢筋铁骨，就不怕被撞倒了！

西宝谢过珊瑚哥哥，赶紧奔向小伙伴！

有了这宝贝，肯定没问题！

大伙儿快来，快看西宝带回了什么？

泡泡们陆续吞下西宝带回的"仙丹"，马上就觉得浑身都充满力量！

西宝好样的！

果然有效！

西宝登陆大作战——我的人体密码

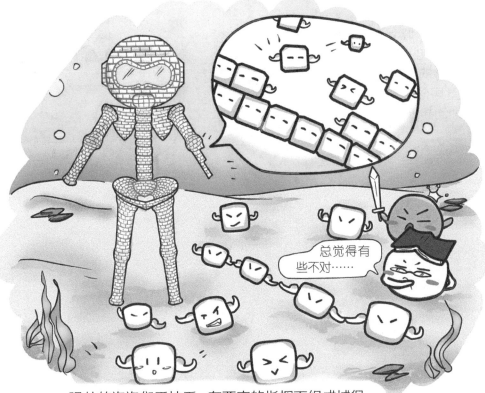

强壮的泡泡们手拉手，在西宝的指挥下组成城堡。

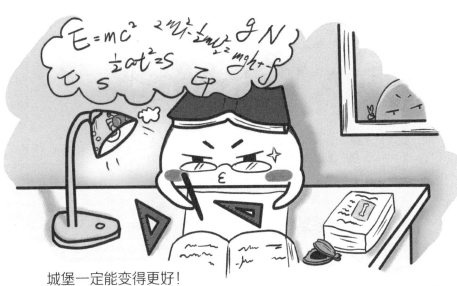

城堡一定能变得更好！

13

经过一整夜的思考，城堡又有了新的排列。在多特的指挥下，城堡居然可以灵活地动起来了！

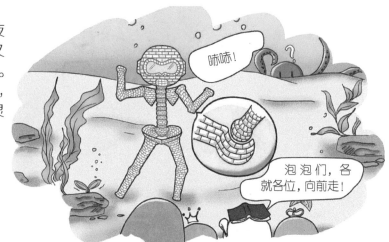

大力肌泡泡们附着在表面，手拉手齐用力，这块大力肌就能使城堡活动啦！

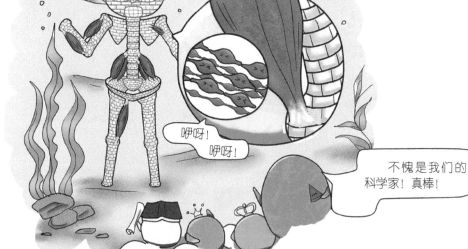

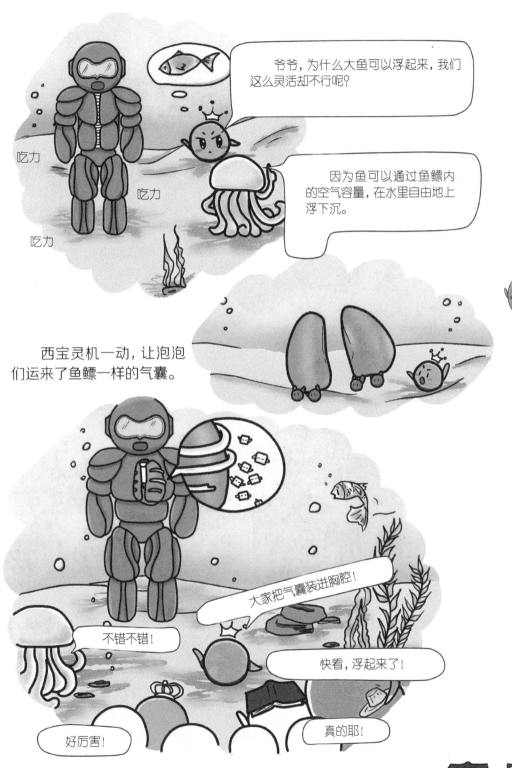

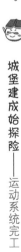

此时，龙子出现了。

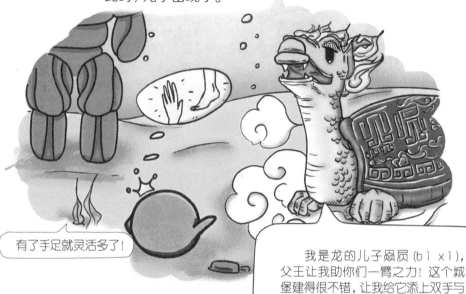

有了手足就灵活多了！

我是龙的儿子赑屃（bì xì），父王让我助你们一臂之力！这个城堡建得很不错，让我给它添上双手与双足，就更加完美……

咚！

现在可是万事俱备了。

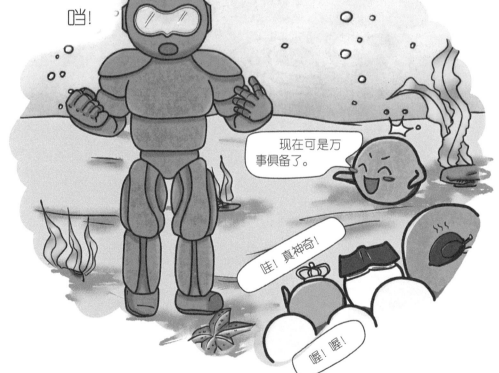

哇！真神奇！

喔！喔！

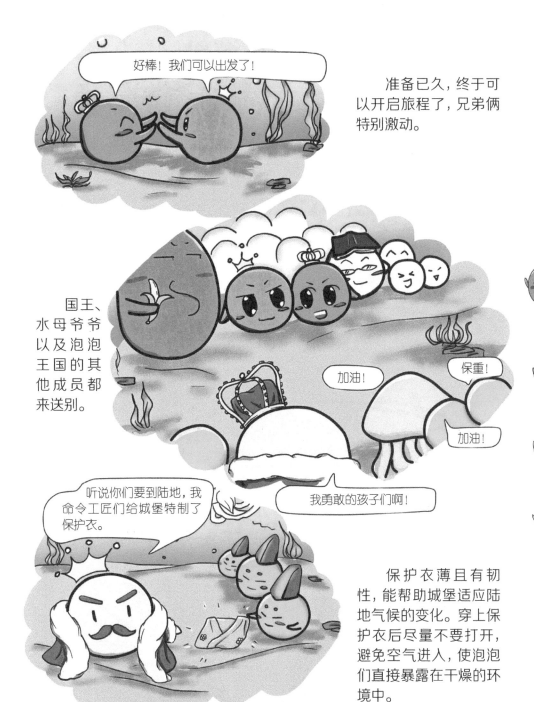

好棒！我们可以出发了！

准备已久，终于可以开启旅程了，兄弟俩特别激动。

国王、水母爷爷以及泡泡王国的其他成员都来送别。

加油！

保重！

加油！

我勇敢的孩子们啊！

听说你们要到陆地，我命令工匠们给城堡特制了保护衣。

保护衣薄且有韧性，能帮助城堡适应陆地气候的变化。穿上保护衣后尽量不要打开，避免空气进入，使泡泡们直接暴露在干燥的环境中。

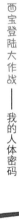

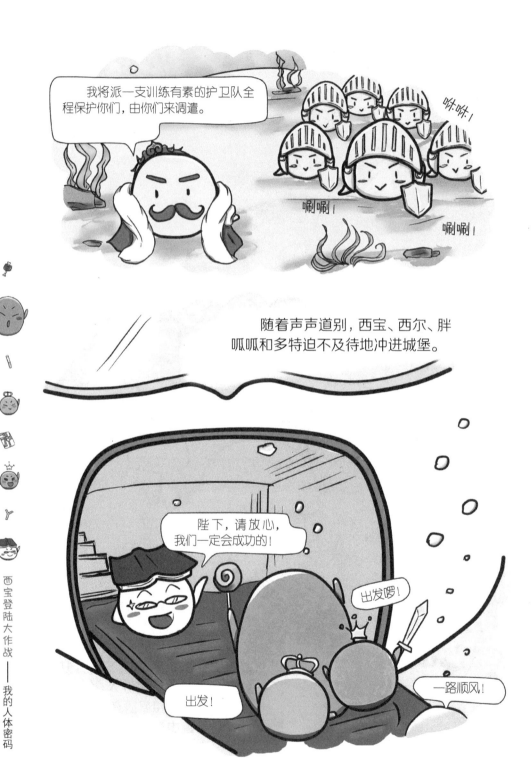

西宝登陆大作战——我的人体密码

护卫们给城堡穿上了保护衣，把它包裹得严严实实，真如无缝天衣，从外面已无法看清城堡内部的结构。

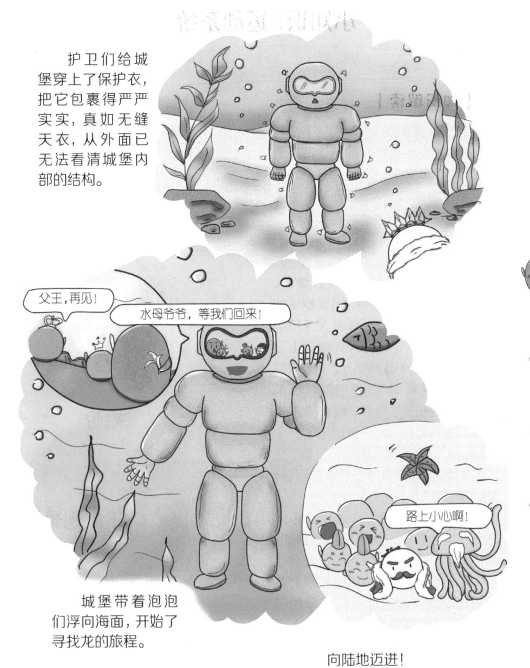

父王，再见！

水母爷爷，等我们回来！

路上小心啊！

城堡带着泡泡们浮向海面，开始了寻找龙的旅程。

向陆地迈进！

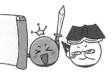

小知识：运动系统

【知识解读】

支撑城堡的架子是摆成人形的泡泡球们，而支撑人体的架子，则是骨骼，它由许多形态各异的骨连接而成。你知道为什么胖呱呱没有把泡泡球们摆成其他动物的形状，而是摆成了人形呢？这是因为在陆地上行走，我们需要平坦的脚掌与地面接触，而双脚直立能让我们站得高、望得远，一举多得。怎么样？胖呱呱很聪明吧！

珊瑚哥哥给的神奇丸子其实就是钙元素。钙使骨骼变得更坚硬。你知道吗？成人一共有206块骨，可以分为组成头的颅骨、组成躯干的躯干骨（胸骨、肋骨、椎骨等）和组成手臂与大腿的四肢骨（如组成上肢的肱骨、尺骨、桡骨和组成下肢的股骨、腓骨、胫骨等）。骨的形状也多种多样，有长骨、短骨、扁骨和不规则骨。仔细看看，躯干骨围出了一个空间，这个空间西宝用来装气囊，在之后的旅程中它可不止用来装气囊这么简单哦！

泡泡球们形成的"人形"必须靠强壮勇猛的大力肌泡泡才能移动。这些大力肌泡泡组成我们的骨骼肌。它附着于两块骨上，通过变短或者变长来拉动骨头的运动。这些骨骼肌们形态不一：有像梭子的，有像羽毛的；有长的、有短的、有扁的；有两个头的、有三个头的……

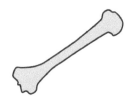

长骨

短骨

不规则骨

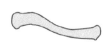

扁骨

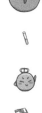

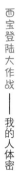

西宝登陆大作战——我的人体密码

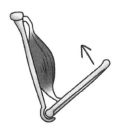 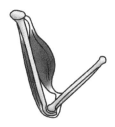 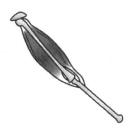

关节滑动　　　肌肉缩短　　　肌肉拉长

　　骨和骨之间没有胶水，是怎么连在一起的呢？有的骨和骨之间像拼拼图那样靠相互卡紧来连接，这样连起来的两块骨很难移动。而有的骨和骨之间有很大的间隙，靠"关节"相连，它可以让骨和骨之间转动、滑动，让手转动，让脚前踢、后踢。是不是很灵活？

　　让我们来回顾一下，这个由骨、关节和骨骼肌组成的系统，它是什么系统呢？聪明的小朋友，你知道吗？

【趣味小知识】

　　1. 用大拇指指尖依次碰手的其他四指的指尖，这个动作只有人类才可以完成，其他动物都不可以。很厉害吧！这叫对掌运动。

　　2. 我们骨里的钙是一个很特别的"银行"。在 30 岁以前，我们既能往里面"存"钙，也能"取"里面的钙，其中十分之九的钙在 20 岁前已经"存"入，只有十分之一在 20 ～ 30 岁时"存"入。

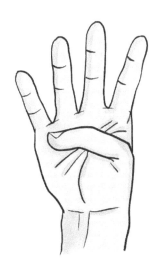

城堡建成始探险——运动系统完工

但在 30 岁以后，我们就只能"取"钙而不能"存"钙了。这样，钙一直在流失，最终会导致骨质疏松，当骨头不够硬时就容易骨折。想在 30 岁前"存"足够多的钙，秘诀就是——多喝牛奶、多运动和多晒太阳！

3. 人体某些部分的肌肉是可以摸到的哦。比画一个健美先生的动作，在手臂处摸到的鼓鼓的就是肱二头肌。怎么样？你摸到了吗？

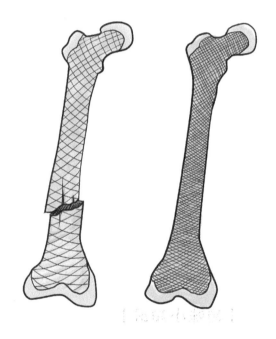

西宝登陆大作战——我的人体密码

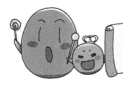

我 的 笔 记

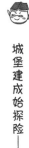

城堡建成始探险——运动系统完工

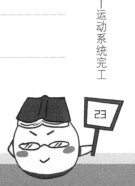

23

西宝登陆大作战——我的人体密码

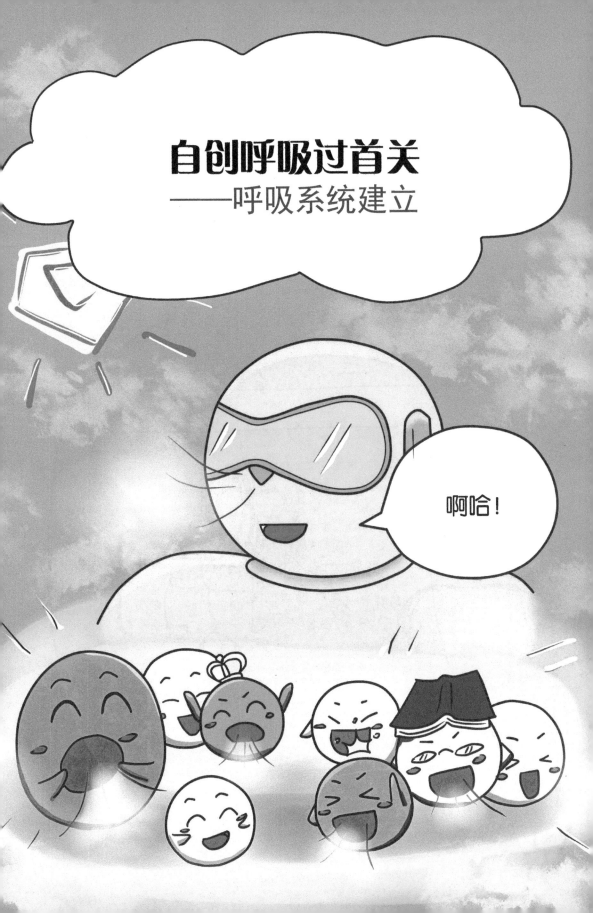

城堡控制室

观察窗

城堡分布图

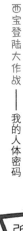

颅骨

肩胛骨

肱骨

前臂骨

躯干部

骨盆

股骨

小腿骨

头部

肩

臂

胸部

腹部

前臂

手

大腿

小腿

足

上肢

下肢

控制室是泡泡们讨论和观察的地方。

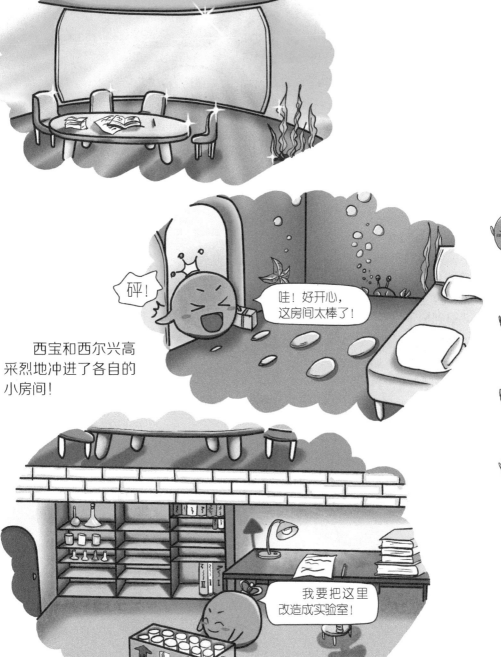

砰！

哇！好开心，这房间太棒了！

西宝和西尔兴高采烈地冲进了各自的小房间！

我要把这里改造成实验室！

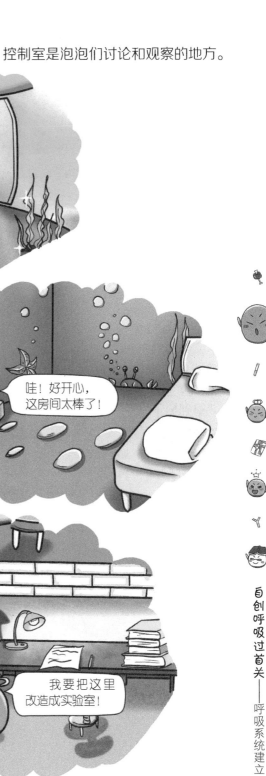

自创呼吸过首关——呼吸系统建立

西尔的实验室在控制室下面……

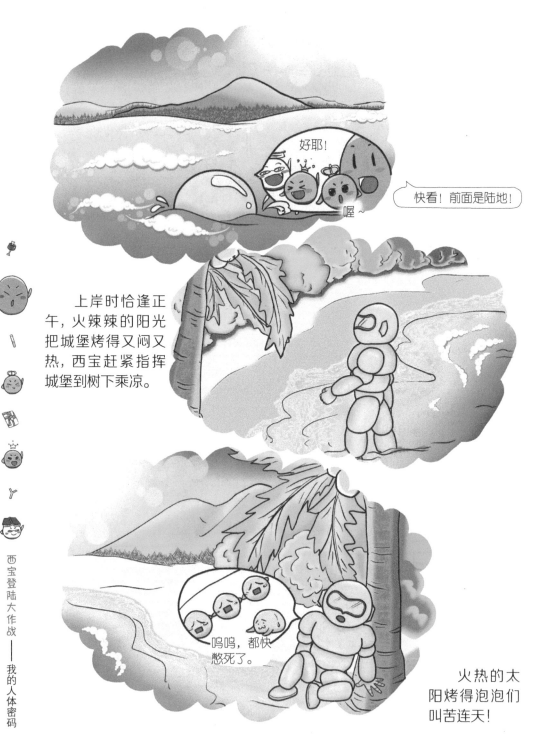

好耶!

喔~

快看！前面是陆地！

上岸时恰逢正午，火辣辣的阳光把城堡烤得又闷又热，西宝赶紧指挥城堡到树下乘凉。

呜呜，都快憋死了。

火热的太阳烤得泡泡们叫苦连天！

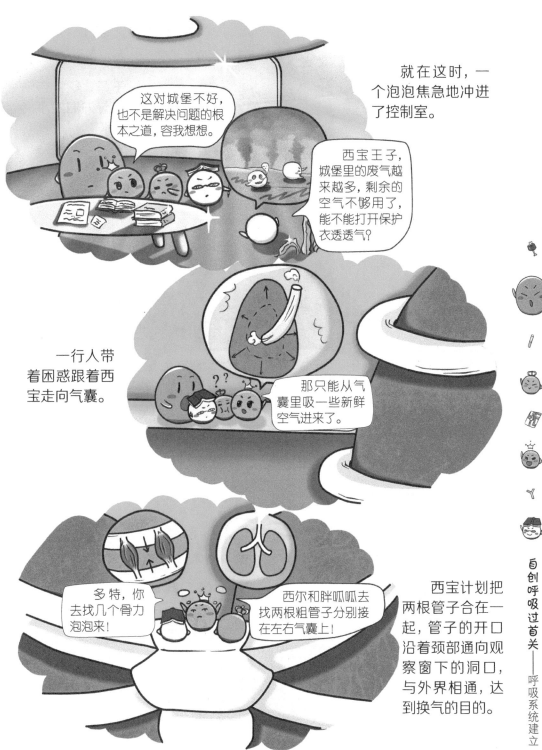

就在这时，一个泡泡焦急地冲进了控制室。

这对城堡不好，也不是解决问题的根本之道，容我想想。

西宝王子，城堡里的废气越来越多，剩余的空气不够用了，能不能打开保护衣透透气？

一行人带着困惑跟着西宝走向气囊。

那只能从气囊里吸一些新鲜空气进来了。

多特，你去找几个骨力泡泡来！

西尔和胖呱呱去找两根粗管子分别接在左右气囊上！

西宝计划把两根管子合在一起，管子的开口沿着颈部通向观察窗下的洞口，与外界相通，达到换气的目的。

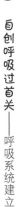

于是，多特带了一队骨力泡泡小跑了起来。

我说"一"，大家就把胸廓向上拉开；我说"二"，大家就把胸廓降下来。拉动胸廓的同时也拉着气囊，让气囊与胸廓同步运动。

准备！一，二，一，二……

太棒了！再派一些泡泡来把气囊里的新鲜空气运送到城堡的各个地方。

西宝登陆大作战——我的人体密码

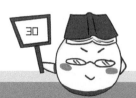

30

经西宝改造后，走道从城堡的入口通向左右两边的气囊。骨力泡泡将胸廓拉开时，外面新鲜的空气就进入气囊。骨力泡泡一放松，城堡里废旧的气体就通过走道排出城堡。

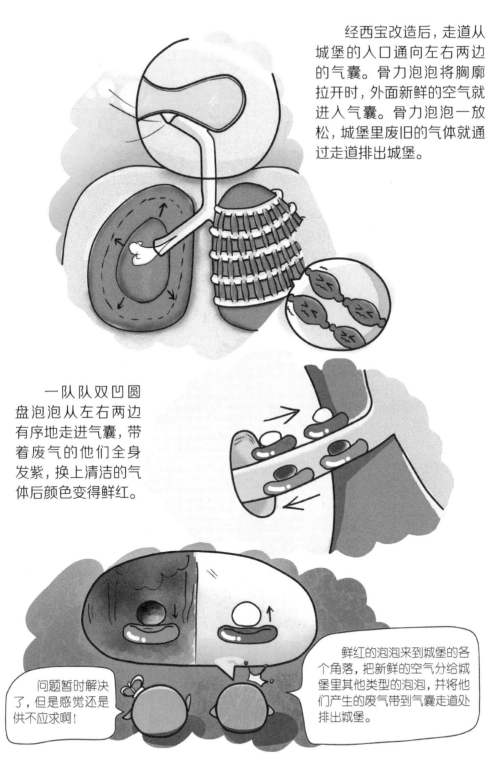

一队队双凹圆盘泡泡从左右两边有序地走进气囊，带着废气的他们全身发紫，换上清洁的气体后颜色变得鲜红。

问题暂时解决了，但是感觉还是供不应求啊！

鲜红的泡泡来到城堡的各个角落，把新鲜的空气分给城堡里其他类型的泡泡，并将他们产生的废气带到气囊走道处排出城堡。

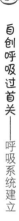

自创呼吸过首关——呼吸系统建立

31

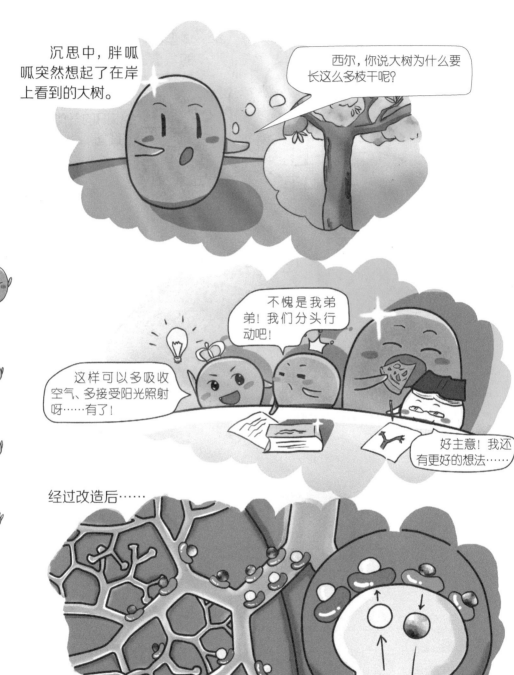

沉思中，胖呱呱突然想起了在岸上看到的大树。

西尔，你说大树为什么要长这么多枝干呢?

不愧是我弟弟! 我们分头行动吧!

这样可以多吸收空气、多接受阳光照射呀……有了!

好主意! 我还有更好的想法……

经过改造后……

体积相同，但表面积增加了，泡泡们可以享受更多新鲜的空气啦!

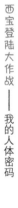
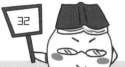

正当泡泡们沉浸在成功的喜悦中时，龙子蒲牢突然从天而降。

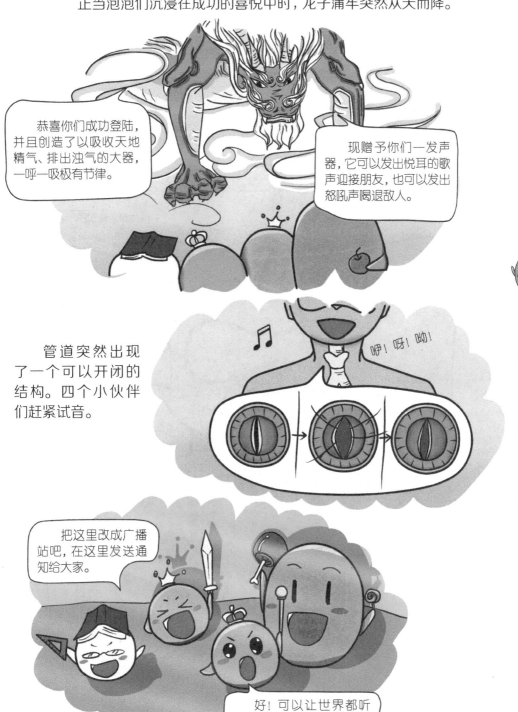

恭喜你们成功登陆，并且创造了以吸收天地精气、排出浊气的大器，一呼一吸极有节律。

现赠予你们一发声器，它可以发出悦耳的歌声迎接朋友，也可以发出怒吼声喝退敌人。

管道突然出现了一个可以开闭的结构。四个小伙伴们赶紧试音。

咿！呀！呦！

把这里改成广播站吧，在这里发送通知给大家。

好！可以让世界都听到我们的声音了！喔！

自创呼吸过首关——呼吸系统建立

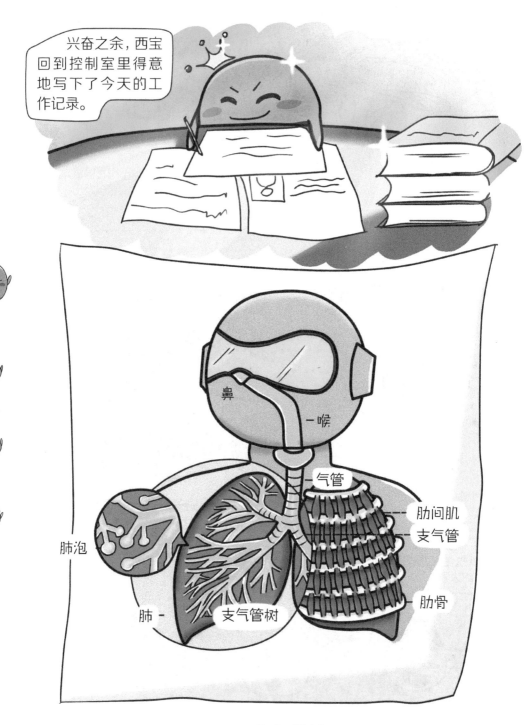

呼吸系统

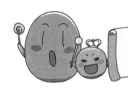

小知识：呼吸系统

【知识解读】

空气从我们的鼻子吸入之后，经过咽、喉、气管、支气管和肺，使氧气和血液中的二氧化碳进行交换，再使气体按照原路呼出来。这个简单的过程其实非常重要，因为全身都需要氧气才能存活，而二氧化碳是全身代谢之后产生的废气。

需要的氧气这么多，光靠两个肺是怎么做到的？把肺部变成树一样！树干和枝丫其实就是我们的气管和支气管，树叶就是我们所说的一串串像葡萄一样的肺泡。一串串肺泡比起单独一个气囊，体积虽一样，表面积却要大得多。因此，相同的体积下，葡萄串样的肺泡可以进行更多气体交换，满足身体对氧的需求。

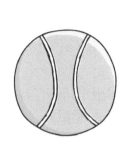

表面积小

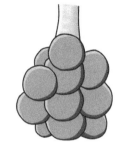

表面积大

那么，气体进入肺以后是怎么运往全身的呢？这是一个非常巧妙的构思，足以体现人体结构的神奇。在肺泡的表面缠绕着许多细细的毛细血管，这些血管内的血液中的气体和肺泡中的气体进行交换，血管把二氧化碳给肺泡，肺泡把氧气给血管。

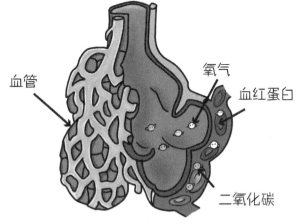

血管

氧气

血红蛋白

二氧化碳

血管剖面

自创呼吸过首关——呼吸系统建立

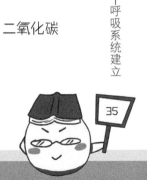

接着，氧气便坐上一艘名叫"血红蛋白"的大船（就是故事中的双凹圆盘泡泡），顺着血流向全身各处航行，遇到哪里氧气不够，血管里的氧气就下船，去为这里服务。

冬天空气寒冷，我们却没觉得肺凉飕飕的，为什么呢？这是因为鼻、咽、喉和气管一起将我们吸入的空气变得温暖、湿润。另外，我们的鼻子还有妙用！鼻毛可以过滤空气中的杂质，让它们黏在鼻毛上，形成我们常说的"鼻屎"，不进入气管中。

空气都会经过咽，然后分别走向食管和气管。谁决定到底怎么走呢？是一个叫"会厌"的软骨，它充当随时堵住气管的角色。吸气时，会厌软骨会抬起，使空气畅通无阻。吞咽东西时，会厌软骨下盖，堵住气管，让食物不能进入气管而进入食管。

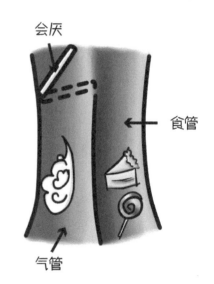

聪明的小朋友，你能说出这个由鼻、咽、喉、气管、支气管和肺组成的是什么系统吗？

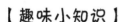

【趣味小知识】

1. 声音是怎么发出的呢？是由位于喉部的声带发生振动而产生的。摸摸你脖子中央突出来的部分（喉结），然后发出"啊"的声音，就能感觉到声带在振动。

2. 正因为会厌在吞咽时需要堵住气管，所以，如果你一边吞东西一边讲话，会厌在吞咽时不能及时堵住气管，食物就可能不进入食管而进入气管，你就会呛到。呛到非常危险，能咳出来万事大吉，咳不出来堵住气管，就会窒息而亡。

3. 有的人吸气的时候肚子鼓起来，有的人吸气的时候胸挺起来。你是哪一种呢？前者叫作腹式呼吸，后者叫作胸式呼吸。腹式呼吸对健康更有好处，能扩大肺活量，改善心肺功能，减少肺部感染。

西宝登陆大作战——我的人体密码

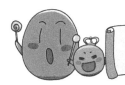

我 的 笔 记

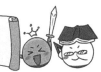

自创呼吸过首关——呼吸系统建立

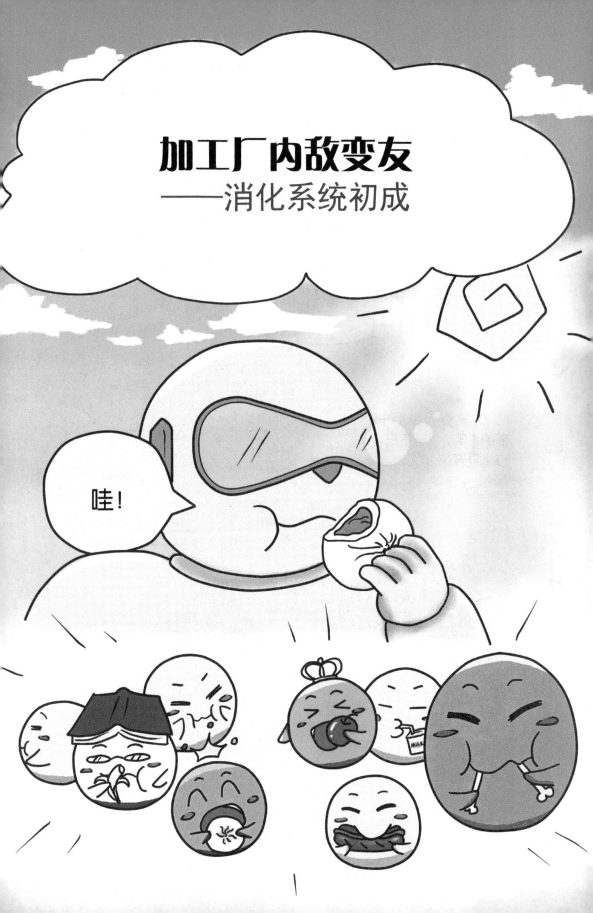

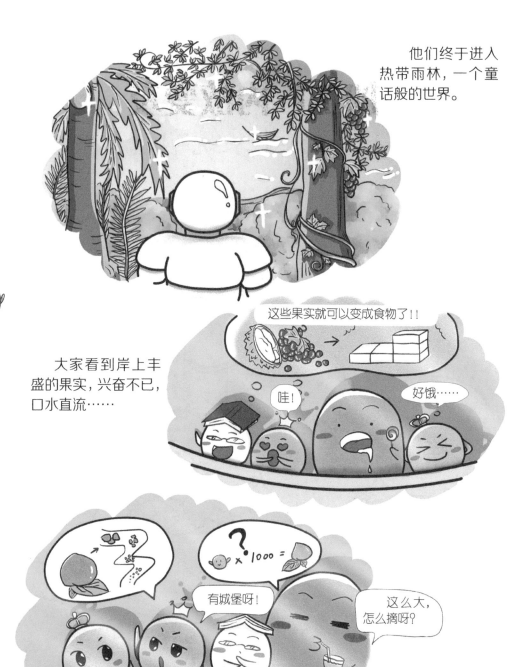

他们终于进入热带雨林,一个童话般的世界。

这些果实就可以变成食物了!!

大家看到岸上丰盛的果实,兴奋不已,口水直流……

哇!

好饿……

有城堡呀!

这么大,怎么摘呀?

可以将果子进行加工,作为大家的食物吧!

从海里带来的食物也快要消耗完了!

大家开始忙起来，消化道也随之组装完成！

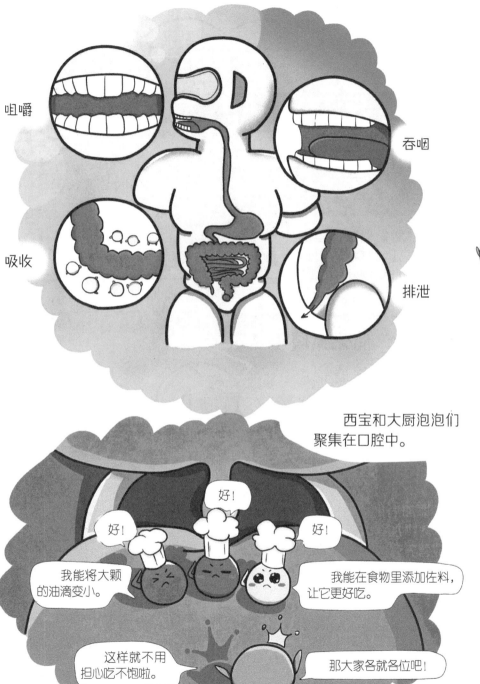

咀嚼

吞咽

吸收

排泄

西宝和大厨泡泡们
聚集在口腔中。

好！

好！

好！

我能将大颗
的油滴变小。

我能在食物里添加佐料，
让它更好吃。

这样就不用
担心吃不饱啦。

那大家各就各位吧！

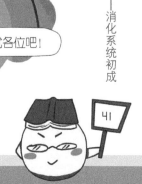

一切准备就绪，食物大加工开始啦！

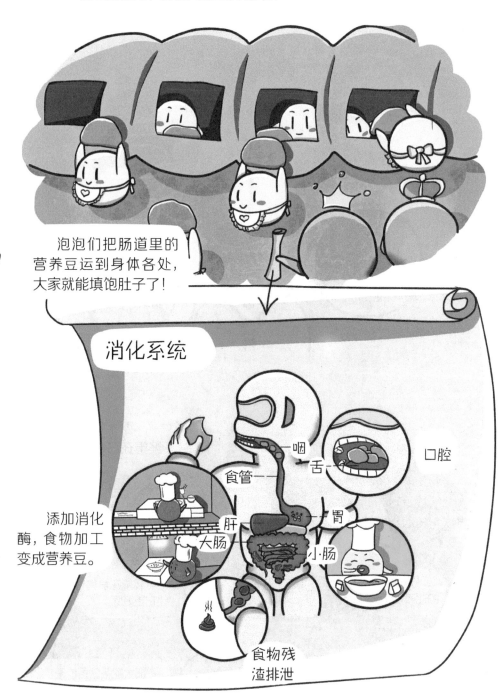

泡泡们把肠道里的营养豆运到身体各处，大家就能填饱肚子了！

消化系统

添加消化酶，食物加工变成营养豆。

咽

舌

口腔

食管

肝

胃

大肠

小肠

食物残渣排泄

泡泡们从此过上了丰衣足食的生活！

胖呱呱和泡泡们正在享受丰盛的美食，食物工厂里已经开始悄悄发生变化。

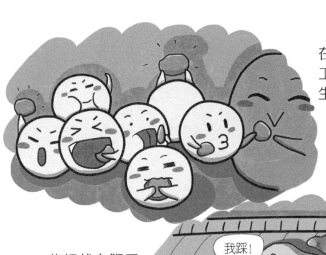

一些杆状有鞭毛的细菌，在食物堆里窃喜，有的偷吃东西，有的挖墙脚。

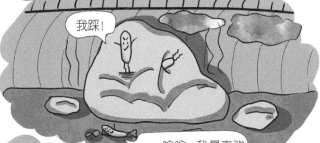

我踩！

哈哈，我最喜欢搞破坏了！

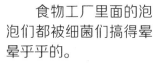

食物工厂里面的泡泡们都被细菌们搞得晕晕乎乎的。

好晕啊！

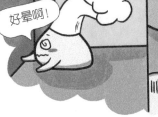
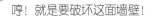

哼！就是要破坏这面墙壁！

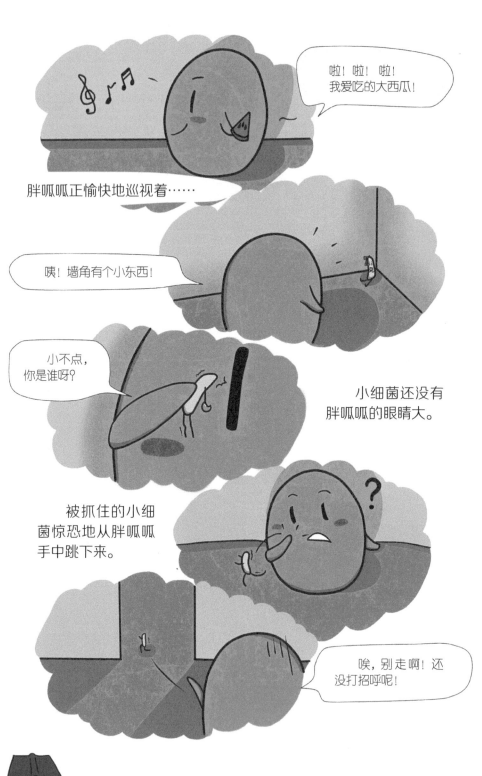

啦！啦！啦！
我爱吃的大西瓜！

胖呱呱正愉快地巡视着……

咦！墙角有个小东西！

小不点，
你是谁呀？

小细菌还没有
胖呱呱的眼睛大。

被抓住的小细
菌惊恐地从胖呱呱
手中跳下来。

唉，别走啊！还
没打招呼呢！

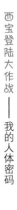

西宝登陆大作战——我的人体密码

坏事做尽的小细菌们被防御泡泡全城通缉。

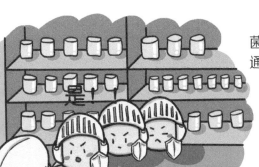

那些坏事都是他们做的，必须把他们抓起来！

没过多久，小细菌们就被防御泡泡们抓了起来。

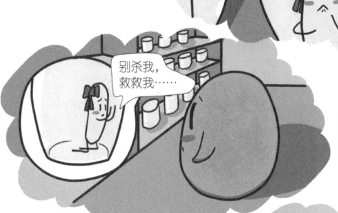

别杀我，救救我……

胖呱呱没想到再次与小细菌相遇竟然是这样的场景……

胖呱呱见细菌这么可怜，就跑过来找西宝说情……

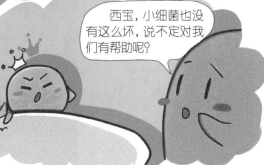

西宝，小细菌也没有这么坏，说不定对我们有帮助呢？

明天就把他们给石化了！他们已经知道我们城堡的秘密，还搞了这么多破坏，绝对不能轻饶他们！

加工厂内敌变友——消化系统初成

45

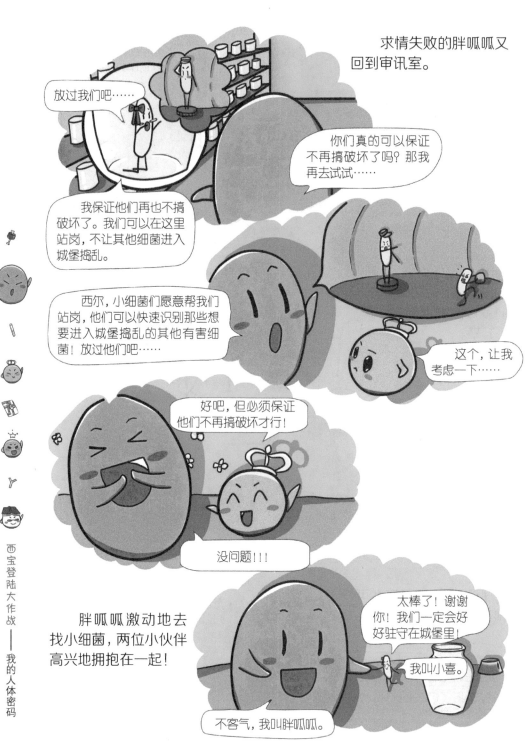

求情失败的胖呱呱又回到审讯室。

放过我们吧……

你们真的可以保证不再搞破坏了吗？那我再去试试……

我保证他们再也不搞破坏了。我们可以在这里站岗，不让其他细菌进入城堡捣乱。

西尔，小细菌们愿意帮我们站岗，他们可以快速识别那些想要进入城堡捣乱的其他有害细菌！放过他们吧……

这个，让我考虑一下……

好吧，但必须保证他们不再搞破坏才行！

没问题！！！

太棒了！谢谢你！我们一定会好好驻守在城堡里！

我叫小喜。

胖呱呱激动地去找小细菌，两位小伙伴高兴地拥抱在一起！

不客气，我叫胖呱呱。

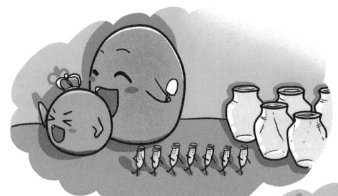

所有的小细菌们都恢复了自由。为了履行承诺，他们立马换上了巡逻服，跟随西尔向肠道走去。

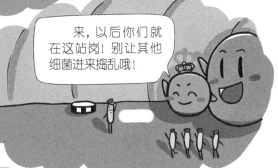

来，以后你们就在这站岗！别让其他细菌进来捣乱哦！

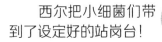

西尔把小细菌们带到了设定好的站岗台！

家里还有病重的奶奶，我好担心，想回去照顾她。

小喜站岗几天后开始面露难色。

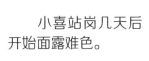

我的小伙伴还在这里，他们还会给你做好吃的。

为什么要这么快走！你走了就没有人跟我玩了……

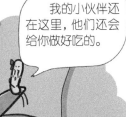

加工厂内敌变友——消化系统初成

47

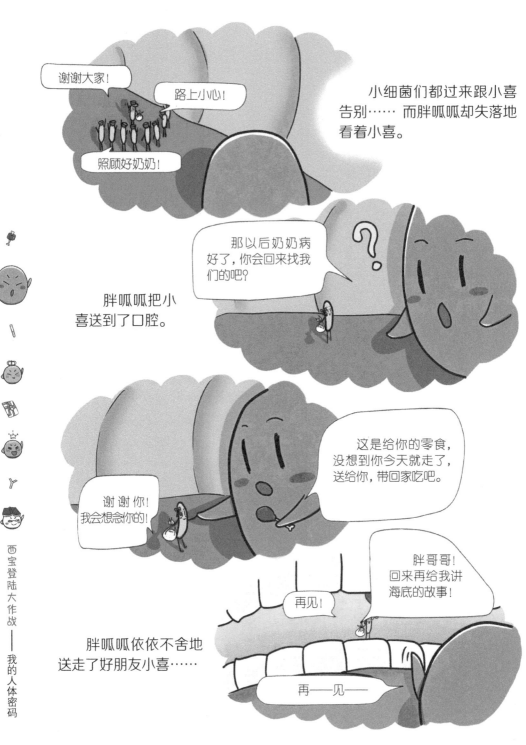

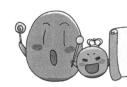
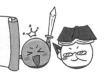

小知识：消化系统

【知识解读】

让我们随着果子一起开始消化道之旅吧。果子从口吃入，经过咀嚼、吞咽，果子经过咽道进入食管（还记得我们前面说吃东西和呼吸共用的结构是什么吗？），再进入胃储存并初步消化，接着进入小肠（分为十二指肠、空肠和回肠），在小肠中进一步消化吸收，不能消化吸收的部分再进入大肠（包括盲肠、阑尾、结肠、直肠和肛管），在大肠中进一步吸收食物残渣里的水分，最后从肛门排出粪便。

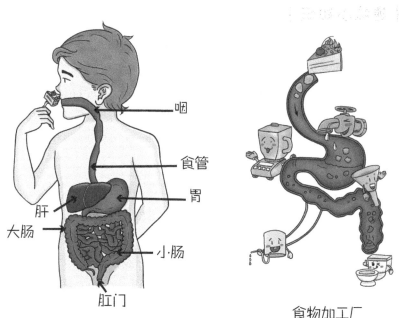

食物加工厂

但是，食物的消化远没有这么简单。食物经过的这些管道只是暂时存放食物的地方，它们只能通过交替的收缩把食物向管道前方推进。参与消化至关重要的助手是"消化腺"，比如分泌口水的唾液腺，分泌具有强烈腐蚀性的胃酸的胃腺，分泌消化蛋白质的主力军——胰液的胰腺。它们分泌

帮助消化的液体进入消化道，这些神奇的液体可以把食物变成小块，再变成更小块。当食物被分解成足够小的时候，就可以进入血液中，为全身提供养料啦！肝是最大的消化腺，同时也是人体最大的器官。

在我们的消化道中，有很多守卫消化道的"战士"，它们可以在我们吃进坏东西时保护我们不把这些坏东西吸收进去。但是，如果坏东西太强大，战士们英勇就义，我们还是会不舒服。胖呱呱解救的小细菌则是我们圈养的巡逻兵。我们分一点点食物给它们，它们就答应帮我们守护好肠道，不让坏细菌侵犯我们。我们给了这些常驻我们肠道的小细菌们一个好听的名字——"益生菌"。

聪明的小朋友，你现在能说出果子的消化道之旅经过了哪些部位吗？组成的是什么系统呢？

【趣味小知识】

1. 胃分泌的胃酸酸度很高，具有强烈腐蚀性，只有胃的"铜墙铁壁"不怕它。如果胃酸逆流入食管或者进入小肠，都会造成它们的损伤。但若是胃壁有了伤口，胃酸就能趁机腐蚀胃壁，造成剧烈的疼痛，就是平时所说的"胃溃疡"。如果胃壁被腐蚀穿孔了，就会发生更严重的"胃穿孔"。

2. 我们平时喝的酸奶里面也有很多的益生菌，所以常喝酸奶可以调理肠道，快把这个小知识告诉爸爸妈妈吧。

3. 每个人都有两套牙齿。一套在幼儿时期长出，一共 20 颗，叫乳牙。在 6~12 岁经历换牙，长出第二套牙齿，叫恒牙，成人牙齿数在 28~32 颗。

有几颗牙齿在 16~25 岁才长出，这个时候人的生理、心理发育已经接近成熟，这些晚长出的牙齿被看作"智慧到来"的象征，因此被称为"智齿"。但牙齿数并不是越多越好，也有终生不长智齿的人，因为最后长出的 4 颗智齿几乎没有什么作用，反而容易引发口腔问题，引起发炎，让你疼痛无比。所以，如果开始长智齿，一定要找医生看看。

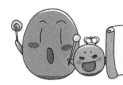

我 的 笔 记

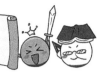

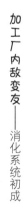

加工厂内敌变友——消化系统初成

西宝登陆大作战——我的人体密码

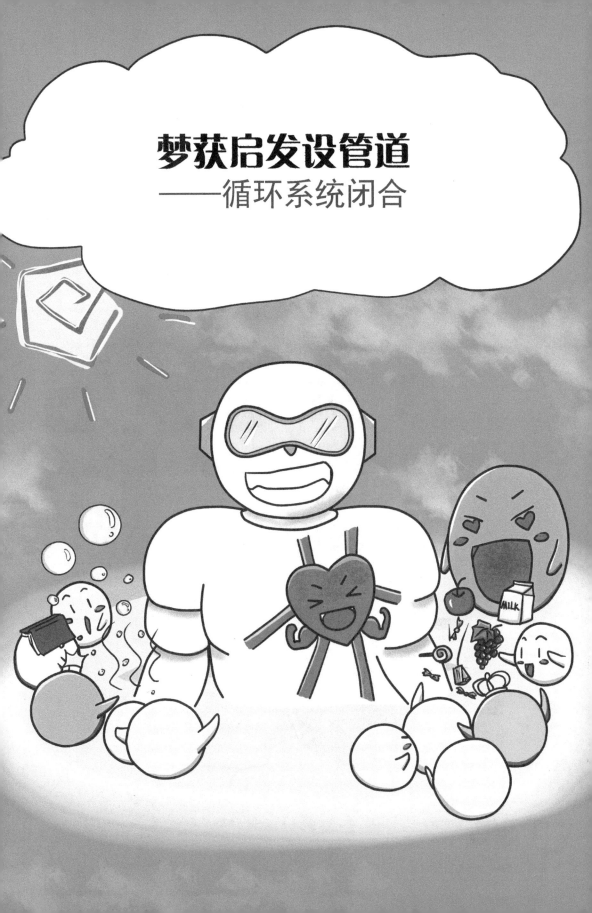

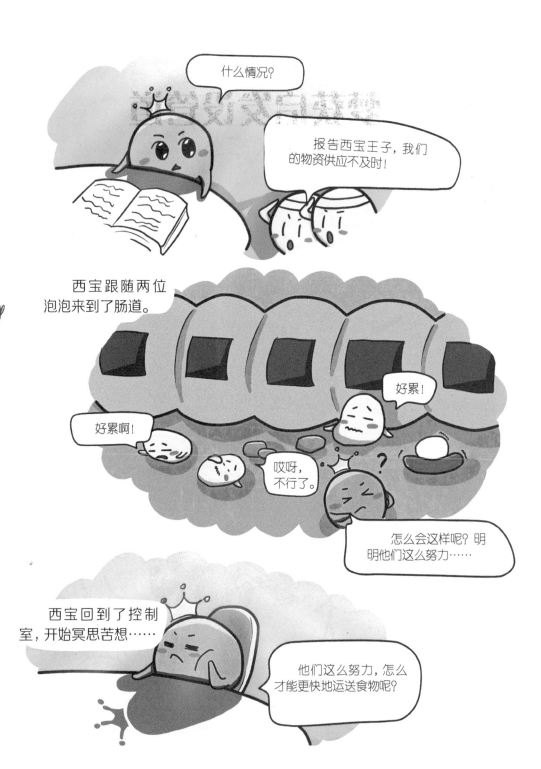

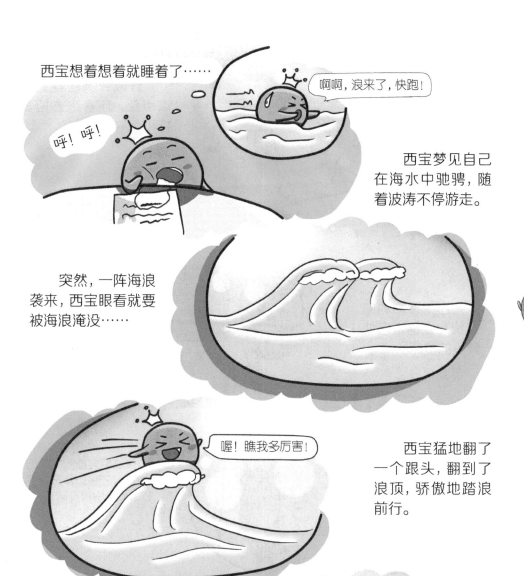

西宝想着想着就睡着了……

呼！呼！

啊啊，浪来了，快跑！

西宝梦见自己在海水中驰骋，随着波涛不停游走。

突然，一阵海浪袭来，西宝眼看就要被海浪淹没……

喔！瞧我多厉害！

西宝猛地翻了一个跟头，翻到了浪顶，骄傲地踏浪前行。

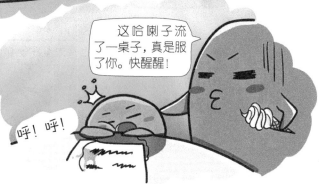

这哈喇子流了一桌子，真是服了你。快醒醒！

呼！呼！

胖呱呱猛地推了推正在熟睡的西宝……

梦获启发设管道——循环系统闭合

55

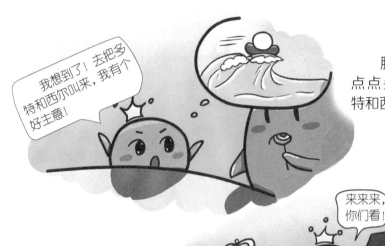

胖呱呱满脸疑惑地点点头，赶紧跑去拉多特和西尔过来。

西宝激动地向大伙儿介绍来自他梦里的灵感。

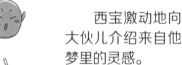

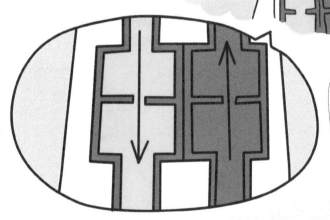

我们做一个管道系统，把中枢泵做成两层楼四间房的屋子，分为左、右房以及左、右室。左、右房分别由单向门通向左、右室。

西宝向大家描述了他的想法后，得到了大家的认可。大伙儿决定明天就行动！

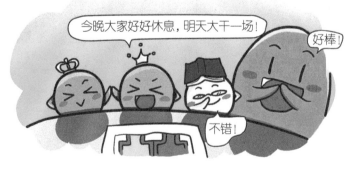

西宝叫来了工程师泡泡，打算在左、右肺之间修建一个泵。

我们做一个中枢泵，给水增加动力，让水流动起来。把泵做成四个房间，两个一套。上面的房间用来给回到泵的泡泡们暂作休息，休息好之后被集体转移到下面的房间。

下面的房间用来蓄力发射水流，把休息好的泡泡们再次冲出泵进行运输。

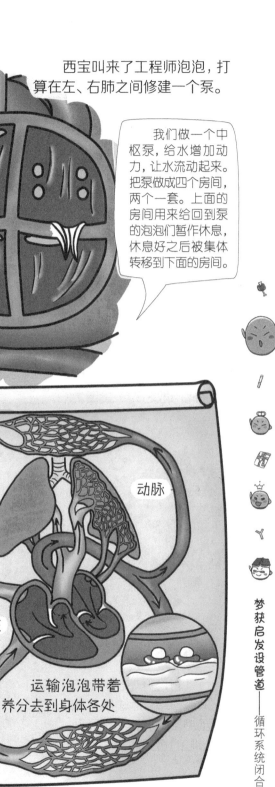

带着废气的用蓝色表示，带着氧气的用红色表示

静脉

动脉

心脏

运输泡泡带着废物回到心脏

运输泡泡带着养分去到身体各处

毛细血管网

第二天，西宝带着一群骨力泡泡分别构建心脏泵的各个部分。

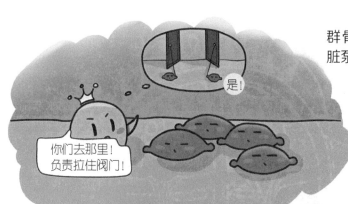

骨力泡泡分别落在左、右室拉住阀门，保证阀门的方向从房开向室。左边的阀门取名为二尖瓣，右边的阀门取名为三尖瓣。

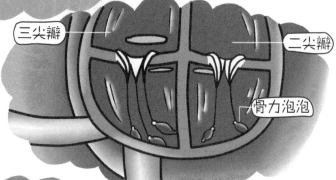

大功告成后，西宝站在泵的上端，满脸得意地按下启动按钮。

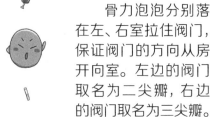

右房开始舒张，三尖瓣关闭，运输废气的蓝泡泡随着水流返回心脏的右房。

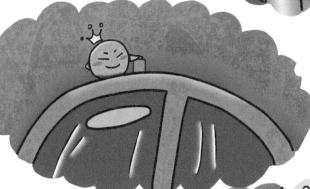

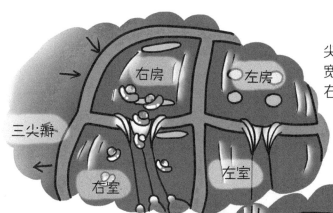

随后，右房收缩，三尖瓣打开，右室舒张变宽，蓝泡泡们都被冲到右室。

右室也开始收缩，三尖瓣被水撑起，三群强壮的骨力泡泡拽着绳子，阀门才没有被冲到右房，而是紧紧地闭合。

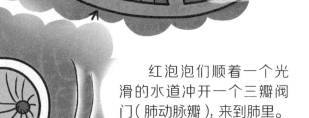

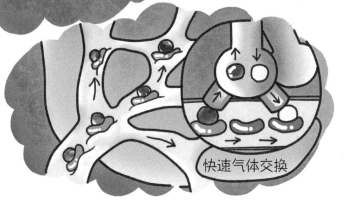

红泡泡们顺着一个光滑的水道冲开一个三瓣阀门（肺动脉瓣），来到肺里。

他们通过树梢时快速换掉废气，获得新鲜的气体，蓝泡泡变成了红泡泡，顺着水流来到了左房。

梦获启发设管道——循环系统闭合

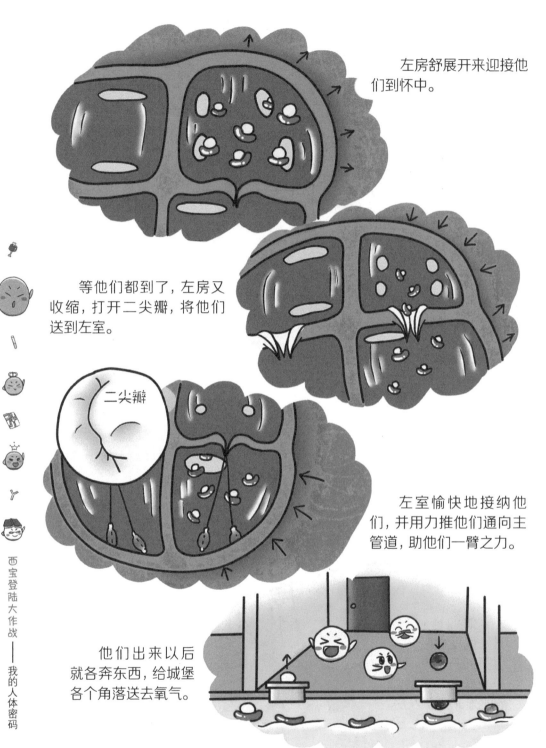

左房舒展开来迎接他们到怀中。

等他们都到了，左房又收缩，打开二尖瓣，将他们送到左室。

二尖瓣

左室愉快地接纳他们，并用力推他们通向主管道，助他们一臂之力。

他们出来以后就各奔东西，给城堡各个角落送去氧气。

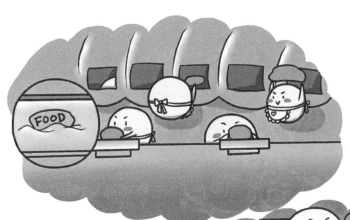

身体各处的泡泡从管道中的红泡泡身上拿到营养物质。

修建了管道系统后，氧气和营养物质的运输速度马上得到提升！

就在这时，龙子椒图现身了！

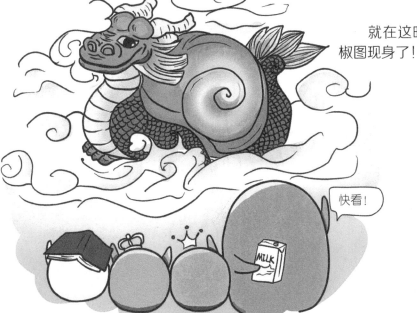

快看！

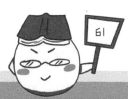

静脉瓣

肺动脉瓣

主动脉瓣

有了这些花瓣一样的结构，运输泡泡的水流就会朝着一个方向，不会倒流啦！

三条重要的血管
供应上肢和大脑

静脉
动脉

毛细血管网

主动脉弓

西宝登陆大作战——我的人体密码

循环系统

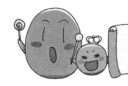

小知识：循环系统

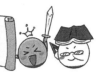

【知识解读】

西宝想出的闭合循环的管道其实就是分布于我们全身的血管。但是，如果没有力量推动，血就会静止不动，也就不能把氧气和营养物质输送到全身了。那怎么办呢？为了给血液一个推力，我们需要一个"血泵"，这就是心脏的作用。

不妨让我们坐着船在血流中航行体验看看吧。首先，我们被左心室用力一泵，冲出心脏！此时，血流湍急迅猛，血液中也满载着氧气（这种鲜红色的血叫"动脉血"），在一路航行的过程中，动脉像枝丫一样分支变细，最后变成细细的血管网，这里血流缓慢，血液中的氧气逐渐被周围的细胞摄取使用，血液中含有的氧气变少了，血液就呈现为暗红色（称为"静脉血"）。它们又逐渐在粗壮的血管汇合，回到右心房。右心房收缩，把血挤到右心室后，右心室又用力把这些血泵出去，泵到了我们的肺表面，在肺部进行气体交换。此时，二氧化碳由血液进入肺泡通过呼气排出，氧气通过吸气又从肺泡进入血液中，这样，血液得到了清洁与更新，又满

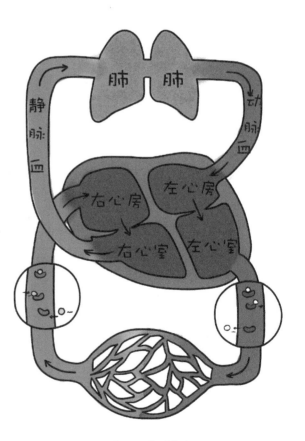

肺　肺

静脉血　动脉血

右心房　左心房

右心室　左心室

毛细血管网

载氧气了。这些"新血"回到左心房，左心房把这些血输送给左心室，又开始了一次新的旅行。这样周而复始的血液流动我们叫"血液循环"，从左心室到右心房的旅程叫"体循环"，从右心室到左心房的旅程叫"肺循环"。似乎有点绕呢，小朋友，你理解了吗？不妨自己试着说说看。

全身的任何一个部位都是靠血液来提供营养的，如果身体某个部位长期缺血，就会导致不可逆转的"坏死"，听起来是不是很可怕？

我们身体里还有一套特殊的密闭管道，叫淋巴管，在接下来的旅程中会详细介绍。敬请期待！

【 趣味小知识 】

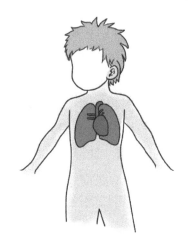

1. 心脏一般位于胸腔中部偏左下方，所以说"偏心"也不无道理呢！试着用两个手指尖放在左胸，看看能不能感受到心脏的搏动。

2. 你知道吗，全身的血管都是相通的哦！医生甚至可以从大腿的血管放入一根软管，一直把它送到心脏，完成心脏的手术，是不是很厉害？

3. 在受伤出血的时候，我们往往能够通过压迫血管来进行止血，比如说手指受伤出血了，我们可以压着出血的手指根部的两侧，这样血就能很快止住了。想要知道更多方法，不妨自己查查"止血方法"。

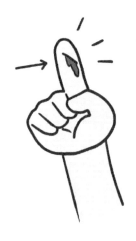

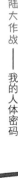

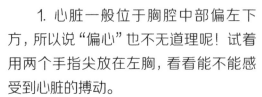

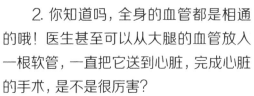

西宝登陆大作战——我的人体密码

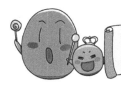

我的笔记

梦获启发设管道——循环系统闭合

西宝登陆大作战——我的人体密码

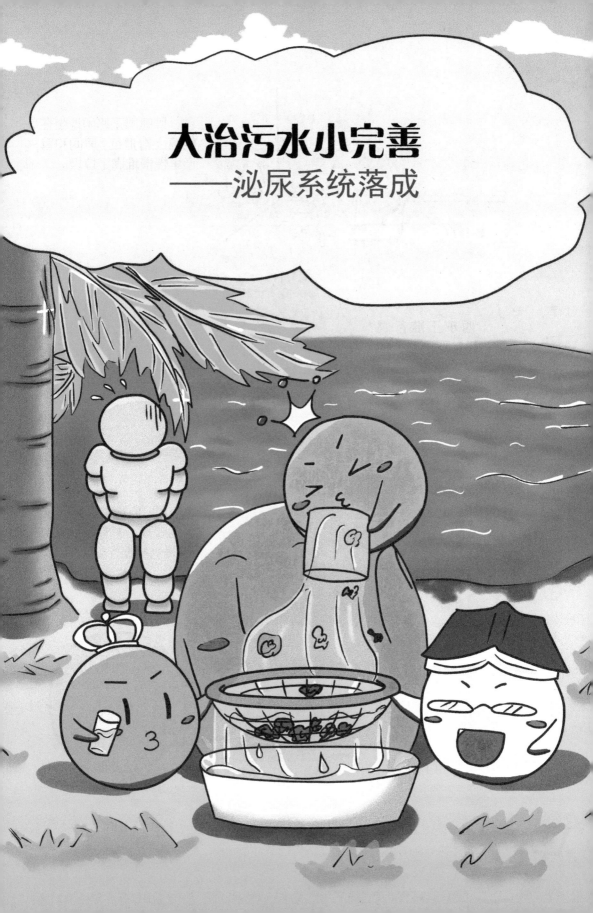

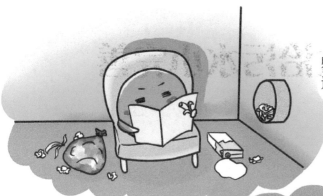

胖呱呱正悠闲地坐在躺椅上看报纸，房间和管道里慢慢堆满了垃圾。

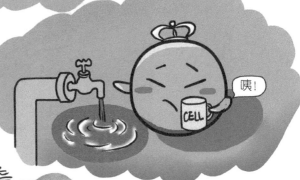

西尔正准备喝水，却发现水龙头的水非常浑浊。于是西尔准备把这情况向西宝报告。

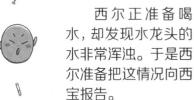

西尔来到西宝的房间，发现一片杂乱，西宝也是满脸憔悴。

西宝正在全神贯注地研究，完全没有意识到西尔已经进来。西尔一拍他的肩膀，吓得他把手中的线路板扔到了地上。

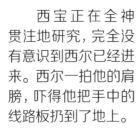

西宝登陆大作战——我的人体密码

68

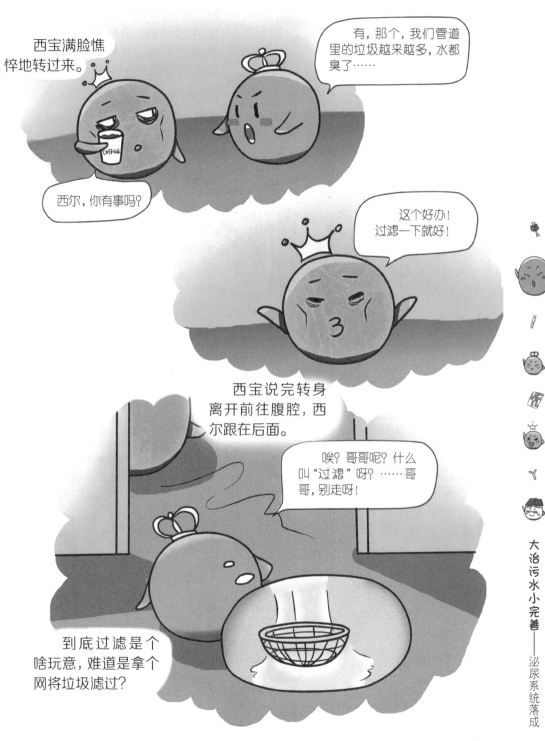

西宝听了西尔的报告后，立即在腹腔后壁建造了两个大型滤过装置，负责处理城堡里产生的垃圾，并称这两个过滤器为城堡的"肾"。

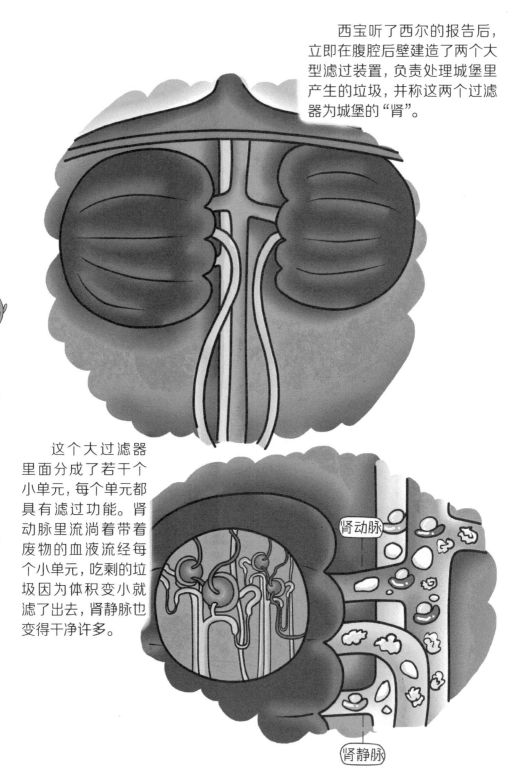

肾动脉

这个大过滤器里面分成了若干个小单元，每个单元都具有滤过功能。肾动脉里流淌着带着废物的血液流经每个小单元，吃剩的垃圾因为体积变小就滤了出去，肾静脉也变得干净许多。

肾静脉

西宝登陆大作战——我的人体密码

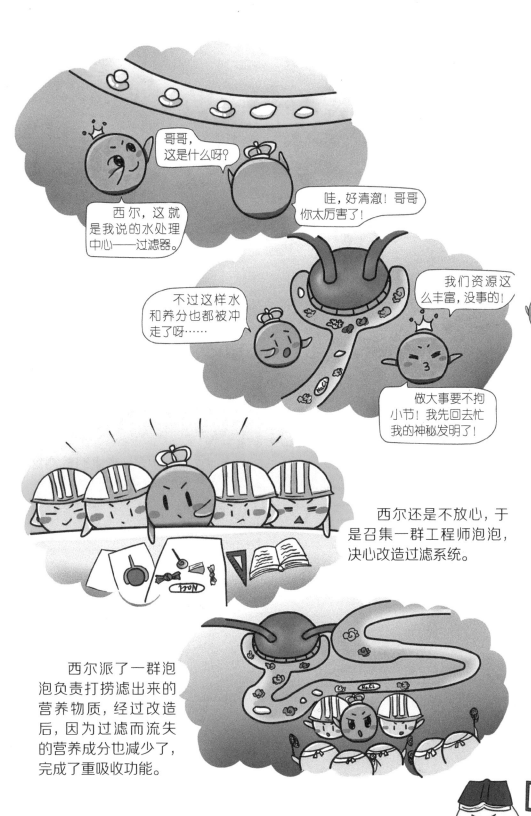

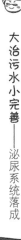

71

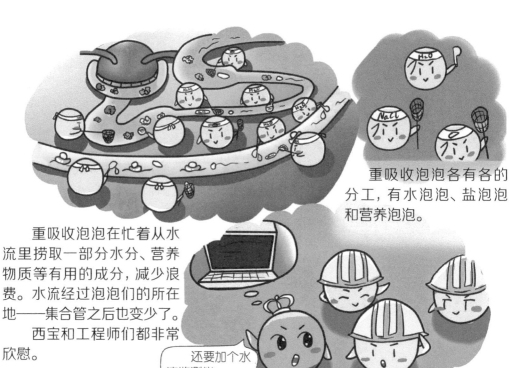

重吸收泡泡各有各的分工，有水泡泡、盐泡泡和营养泡泡。

重吸收泡泡在忙着从水流里捞取一部分水分、营养物质等有用的成分，减少浪费。水流经过泡泡们的所在地——集合管之后也变少了。西宝和工程师们都非常欣慰。

还要加个水流监测仪！

于是，水流的检测仪就安装在西尔的房间里。

看着新装的水流监测仪，西尔捧着他新发明的药水得意地笑了……这叫ADH药水，有调节管道水量的神奇功效。

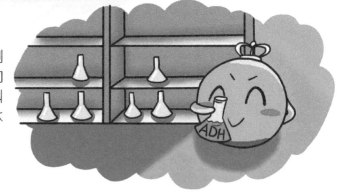

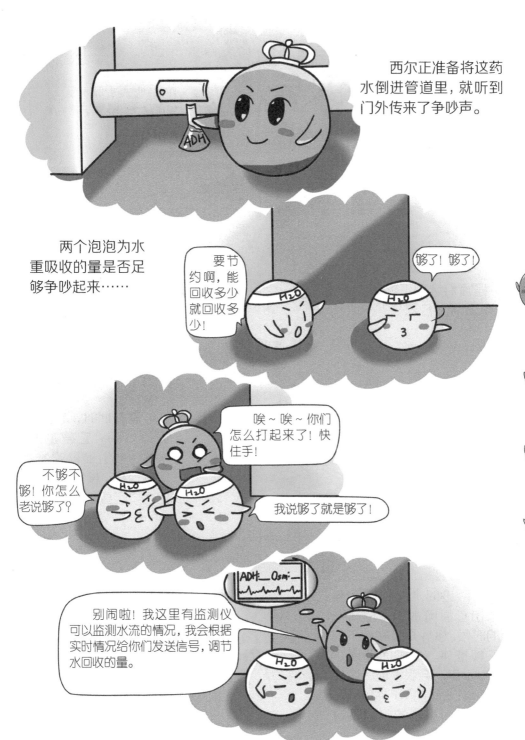

西尔正准备将这药水倒进管道里，就听到门外传来了争吵声。

两个泡泡为水重吸收的量是否足够争吵起来……

要节约啊，能回收多少就回收多少！

够了！够了！

唉~唉~你们怎么打起来了！快住手！

不够不够！你怎么老说够了？

我说够了就是够了！

别闹啦！我这里有监测仪可以监测水流的情况，我会根据实时情况给你们发送信号，调节水回收的量。

ADH: Osm:

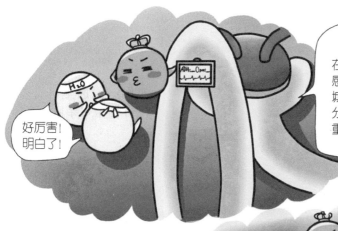

你们看，我让工程师在每个单位上都安装这个感应器，它可以告诉我们城堡到底需要吸收多少水分。这不，就提示我们要重吸收更多的水啦！

好厉害！明白了！

于是，西尔带着工程师们给剩下的单位装上水流感应器！

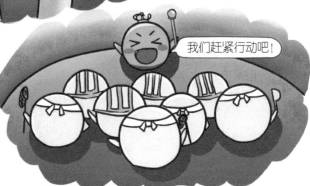

我们赶紧行动吧！

就在此时，龙子趴蝮探出头。它爱嬉波弄水，平生最喜欢水，伴水而居，长年累月在河水中玩耍，擅水性。

我是趴蝮，我将给你们的水处理中心的排水端添置一个水库，帮助你们控制水流。

两边的水处理中心有排出管通向水库。没有水的时候，水库是尖端朝下的三棱椎体。当里面储满水时，水库还会胀大成一个球形。当下面的阀门打开后，一段时间蓄积的废液就可以排出去了。

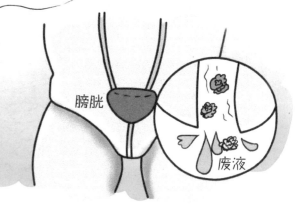

膀胱

废液

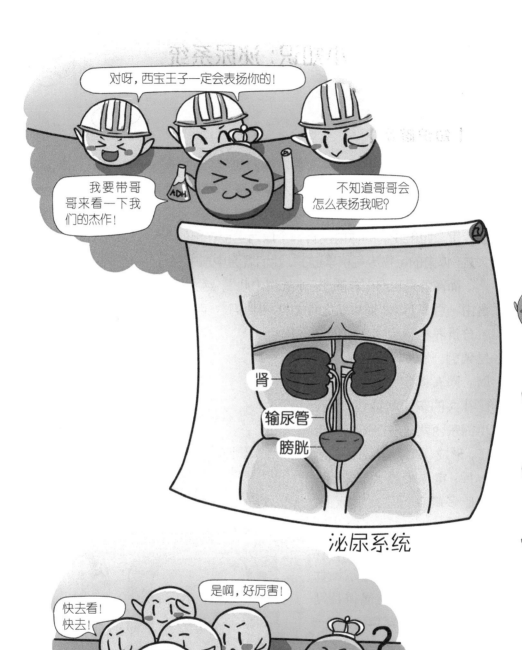

泌尿系统

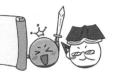

小知识：泌尿系统

【知识解读】

许许多多的泡泡球构成了西宝他们的"移动城堡"。对应我们人体，泡泡球们就是一个个细胞，是构成人体的基本单位。就像泡泡球们也需要吃喝拉撒一样，细胞也是从血液中汲取养料氧气，又将代谢废物废气排放到血液里。如果我们的体内没有一个像西宝设计出的"污水处理中心"，久而久之，体内的废物废气积累过多，我们就会中毒啦！

而肾就是我们人体的"污水处理中心"。绝大多数人有两个肾，每个肾是由一百多万个"肾单位"组成的，相当于一百多万个过滤器。但它们不会分辨养料和废物。它们只是架起一张叫"滤过膜"的网。网有固定大小的孔洞，比孔大的东西就留住，比孔小的东西就随着血流被滤走了，形成"原尿"。西宝大手一挥，觉得浪费点没关系，多吃多喝就行了。实际上，按这样的消耗速度，每天要喝约 400 瓶水才能保持机体正常运行。这时，西尔设计的"回收中心"就显得特别重要，我们的"肾单位"有一个弯弯曲曲的管子，管子的不同部位负责回收不同的东西，最后，真正要排走的量只有 1~2 升（相当于 2~4 瓶水），我们叫它"终尿"。

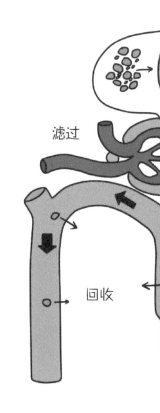

滤过

回收

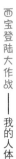

西宝登陆大作战——我的人体密码

肾的滤过工作是连续不断进行的，但是人却是隔一段时间才排尿，这是因为终尿从肾出来，经过一条长长的输尿管后，先到达储存尿液的膀胱。当储存的尿液达到一定量的时候（通常约 250 毫升），就会有尿意，尿液就通过尿道排出体外了。

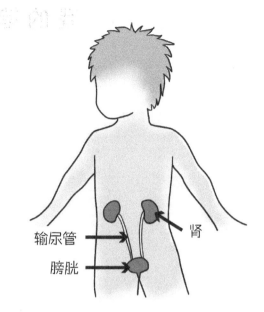

输尿管

肾

膀胱

有时我们水喝多了，自然排尿也多了，身体究竟怎么决定该排多少尿呢？其实大脑有一个可以监控水流的"监测仪"，叫"渗透压感受器"。它可以实时监测我们身体里的血液是"浓"还是"稀"，从而调节肾小管回收物质的量。血"浓"了就多回收水，"稀"了就少回收些。大脑还能调节我们喝水的多少，一旦检测到血"浓"了，就发出口渴信号，促使我们多喝水。每个肾单位附近也有一个水流"监测仪"，也发挥着类似的作用。想想看，我们吃了咸的东西之后是不是总想喝很多水？

【趣味小知识】

1. 正常成人膀胱的容量为 300~500 毫升，最大可达 800 毫升，长期憋尿是非常不好的，最严重的后果是膀胱破裂。尿液中的细菌滋生会造成膀胱和尿道感染，尿液长期留在膀胱里也更容易形成结石，结石在经过输尿管的狭窄部分时会被卡住，造成严重的疼痛。

2. 男性的尿道又长又细又弯，女性的尿道又短又宽又直，这样的差异决定了女性更容易发生逆行的尿路感染，就是外界或尿液中的脏东西（病原体）向上感染尿道、膀胱、输尿管，甚至肾脏。

大治污水小完善——泌尿系统落成

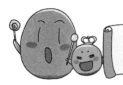

我 的 笔 记

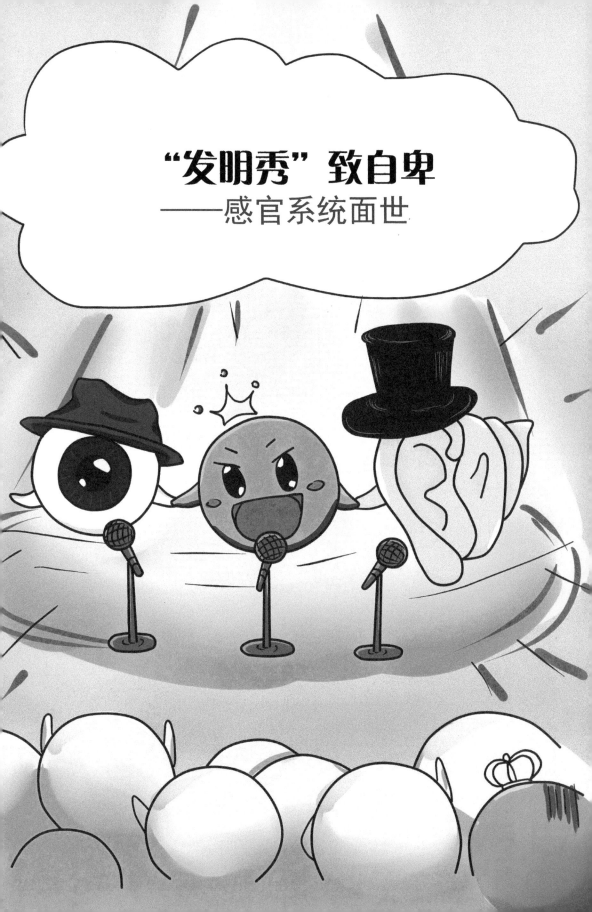

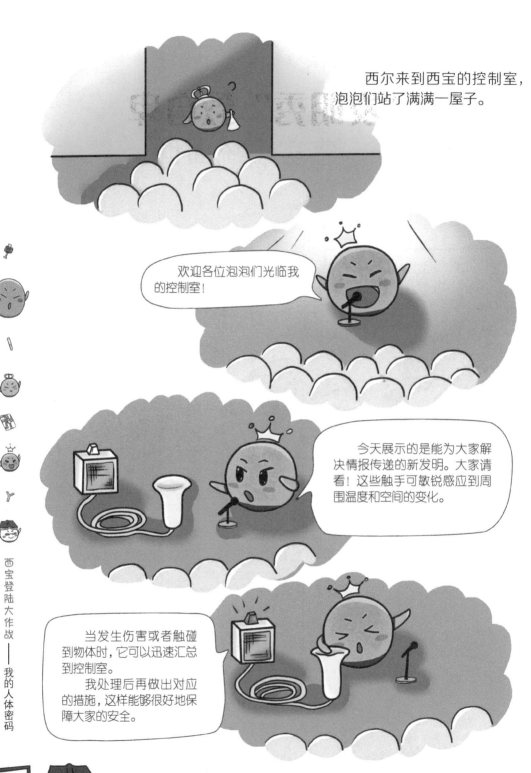

西宝登陆大作战——我的人体密码

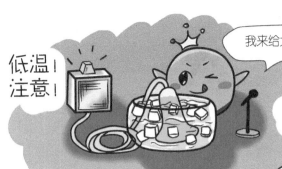

低温！
注意！

我来给大家演示一下！

西宝把感觉器放入一碗冰水里后，警报器马上发出警报！

西尔和其他泡泡们都被西宝发明的这一神器惊呆了！

我会在城堡的每个角落都安装感觉器，并且升级控制系统。即使没有我，感觉器也能及时做出一些简单的保护性反应，这样可以保证大家的安全。

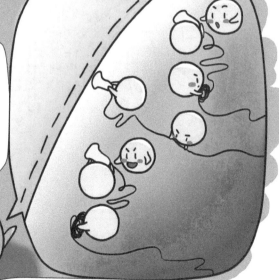

不过这个工程量非常大，需要详细的规划和长期的建设，希望能得到大家的支持。

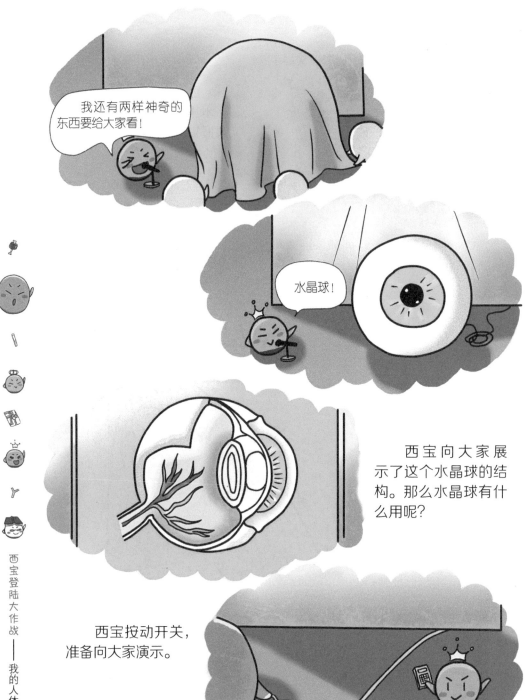

水晶球投向控制室后方，大屏幕上马上出现整个控制室的影像。

西宝再按了一下按钮，水晶球开始转动，投向了胖呱呱，把正在偷吃的胖呱呱展现在大屏幕上。

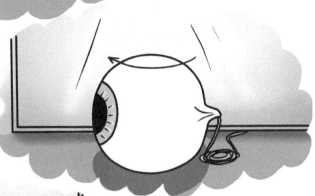

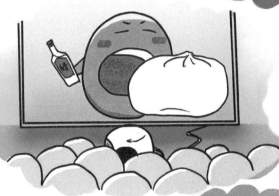

胖呱呱被大家发现自己在偷吃，怪不好意思的。

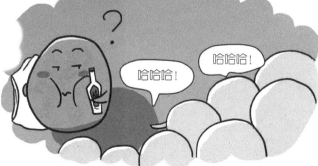

哈哈哈！

哈哈哈！

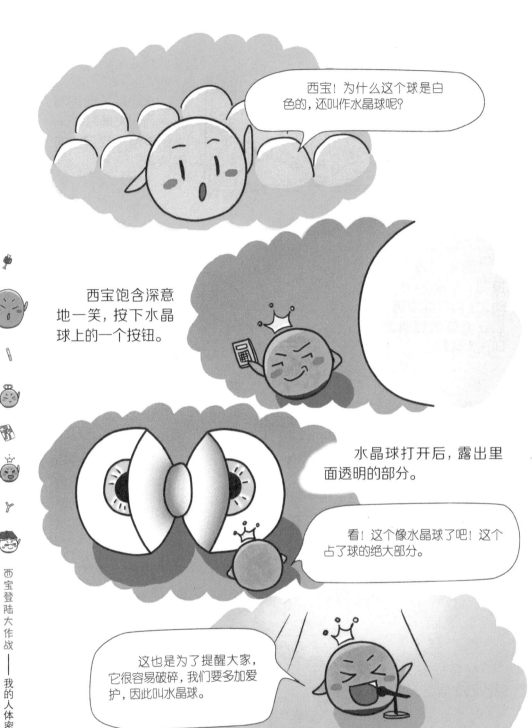

西宝！为什么这个球是白色的，还叫作水晶球呢？

西宝饱含深意地一笑，按下水晶球上的一个按钮。

水晶球打开后，露出里面透明的部分。

看！这个像水晶球了吧！这个占了球的绝大部分。

这也是为了提醒大家，它很容易破碎，我们要多加爱护，因此叫水晶球。

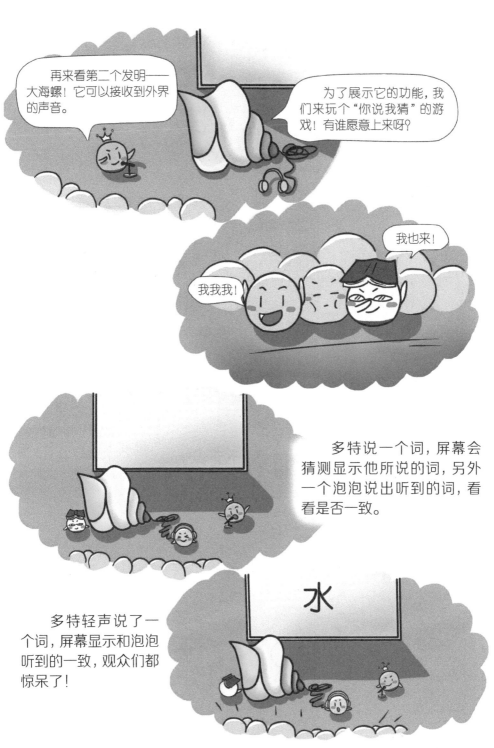

再来看第二个发明——大海螺！它可以接收到外界的声音。

为了展示它的功能，我们来玩个"你说我猜"的游戏！有谁愿意上来呀？

我也来！

我我我！

多特说一个词，屏幕会猜测显示他所说的词，另外一个泡泡说出听到的词，看看是否一致。

水

多特轻声说了一个词，屏幕显示和泡泡听到的一致，观众们都惊呆了！

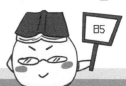
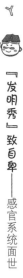

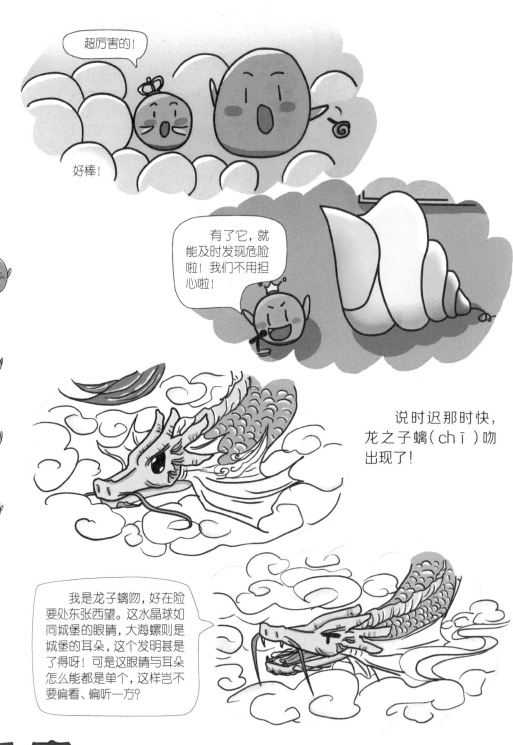

超厉害的!

好棒!

有了它,就能及时发现危险啦!我们不用担心啦!

说时迟那时快,龙之子螭(chī)吻出现了!

我是龙子螭吻,好在险要处东张西望。这水晶球如同城堡的眼睛,大海螺则是城堡的耳朵,这个发明甚是了得呀!可是这眼睛与耳朵怎么能都是单个,这样岂不要偏看、偏听一方?

西宝登陆大作战——我的人体密码

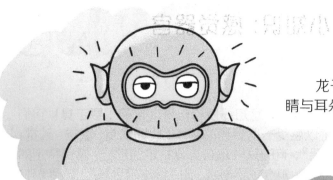

龙子螭吻话音一落,眼睛与耳朵都变成了一对。

众泡泡欣喜若狂,一拥而上,抛起西宝欢呼起来。

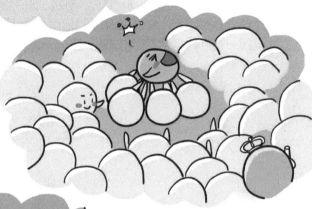

西尔在门口黯然神伤。

哥哥比我厉害多了……

西尔落寞地离开,被扔掉的药水洒落一地……

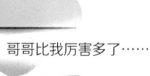

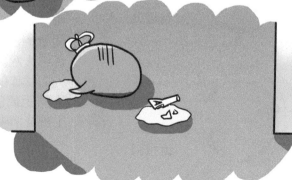

『发明秀』致自卑——感官系统面世

87

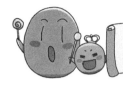

小知识：感觉器官

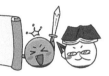

【知识解读】

西宝发明的"感受器"是我们感知环境和自身变化的重要工具！它们有的分布在全身各处，可以感受一些普通的刺激，比如痛觉、温觉、触觉、压觉等，称为"一般感受器"；有的只分布在身体特定的部位，感受特定的刺激，比如视觉、听觉、嗅觉、味觉、平衡觉，叫"特殊感受器"。感受器将感受到的刺激转化为我们大脑可识别的信号——神经冲动，然后通过传入神经（像电线一样）将信号传到总司令部——大脑。

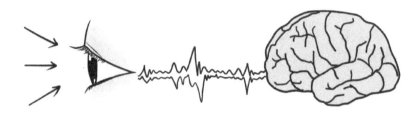

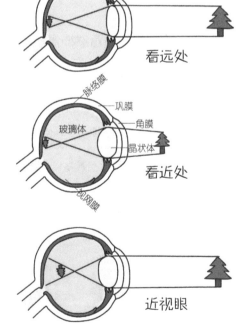

看远处

脉络膜
巩膜
玻璃体
角膜
晶状体

看近处

视网膜

近视眼

视觉的特殊感受器和它的小助手们一起形成了视器——眼。那我们如何既能看清远处，又能看清近处呢？这就涉及组成我们眼睛最重要的部分——屈光系统，包括角膜、房水、晶状体和玻璃体，其中发挥最主要屈光作用的是晶状体。看远处时，晶状体被拉扁；看近处时，晶状体就变凸。通过调节屈光能力，让不同距离的事物在眼球后部的视网膜上形成清晰的图像，这些图像再转化为视觉冲动传给大脑。近视眼、远视眼都是因为晶状体的调节能力变差，使在看不同距离的东西时不能在视网膜上形成清晰图像。

事物在眼里形成的图像是倒立的，但聪明的大脑经过加工处理，让我们感受到的还是正立的图像。

同样，听觉感受器和它的助手们形成了听器——耳。耳分为外耳、中耳和内耳，外耳负责收集声音，中耳负责传导声音，内耳负责感受声音并转化为神经冲动。外耳和中耳都有放大声音的作用，细微的声音传到内耳时至少放大了22倍。但如果是噪音，外耳和中耳就不会呆呆地放大声音了，而是会保护耳朵，不让它因为过响的声音而变聋，但这种保护作用是有限的，因此要好好保护自己的耳朵。听觉感受器感受声音的原理其实很奇妙。它在内耳里装满液体，外界的声音产生的振动会让这些液体也跟着振动，从而形成听觉冲动。除了声音，耳朵还有一个不可忽视的功能——平衡。内耳里的前庭感受器让我们清楚地感知空间位置的变化，如坐车时车的加速、减速或转弯。如果耳朵的前庭功能受损，我们就不能保持平衡，就会感到天旋地转，不能好好走路了。

"眼观六路，耳听八方"，你知道它们属于哪个系统吗？

【趣味小知识】

1. 人耳能够分辨的声音频率是有限的，在20赫兹到20 000赫兹的范围内。低于20赫兹的声音叫"次声"，超过20 000赫兹的声音叫"超声"，自然界有一些动物能听见它们，比如海豚、狗。

2. 心脏病患者在心脏病发作时有时感觉左肩膀疼，可肩膀明明没有病，这是为什么呢？这种内脏有病，却在身体表面某个地方产生疼痛感觉的现象，叫"牵涉痛"。目前研究认为，这种现象是因为分布于某些内脏和某些体表的感受器共用了一条传入神经，把痛觉传给大脑时，大脑搞不清楚到底是内脏痛还是皮肤痛而产生的！可见，大脑有时也会犯傻呢！

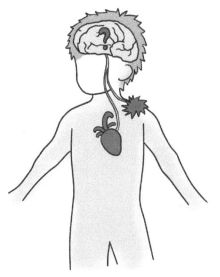

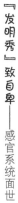

"发明秀"致自卑——感官系统面世

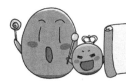

我 的 笔 记

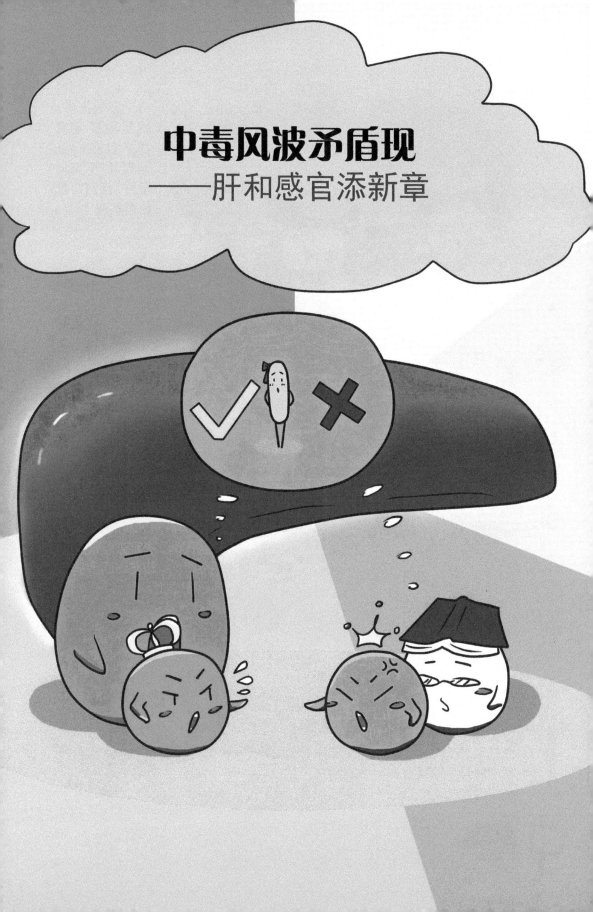

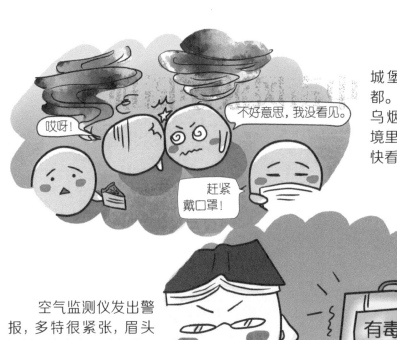

废气太多，城堡里成了雾都。泡泡们在乌烟瘴气的环境里，连对方都快看不清了。

哎呀！

不好意思，我没看见。

赶紧戴口罩！

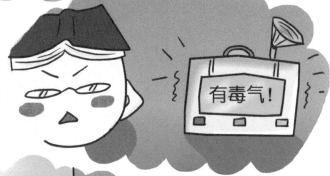

空气监测仪发出警报，多特很紧张，眉头紧锁，决定向西宝报告。

有毒气！

西宝……你也……

多特匆匆忙忙地走向西宝的房间，决定去汇报这一环境危机时，却发现西宝病恹恹地趴在桌上。

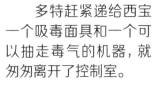

多特，靠你了……

多特赶紧递给西宝一个吸毒面具和一个可以抽走毒气的机器，就匆匆离开了控制室。

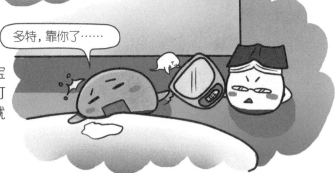

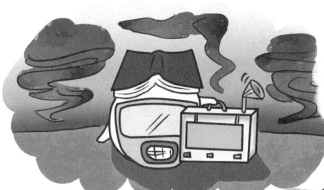

多特赶紧又找了一个防毒面具给自己戴上，拿着监测器寻找毒气源头。

此时，一群小细菌正瘫在地上打着饱嗝，周围都是食物残渣。饱嗝中的毒气，渐渐扩散到水道里。

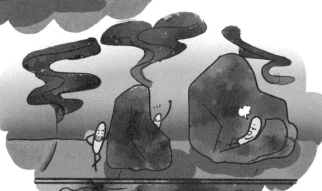

终于找到毒气源头了！

多特提着监测器来到肠道。

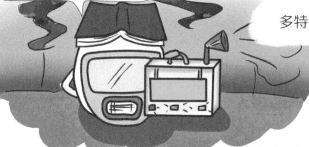

一定要立刻告诉西宝，马上处理！

多特提着监测器朝着西宝的控制室飞奔而去。

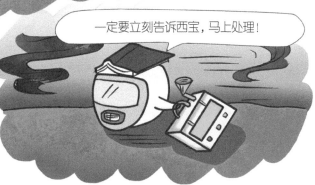

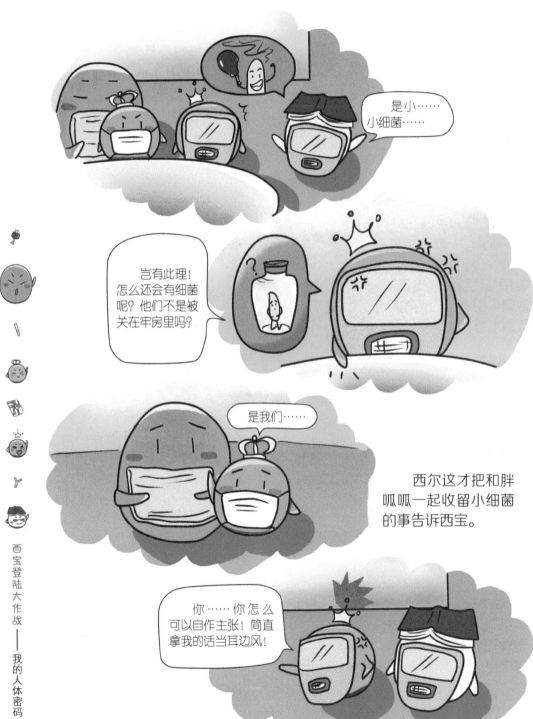

是小······
小细菌······

岂有此理！怎么还会有细菌呢？他们不是被关在牢房里吗？

是我们······

西尔这才把和胖呱呱一起收留小细菌的事告诉西宝。

你······你怎么可以自作主张！简直拿我的话当耳边风！

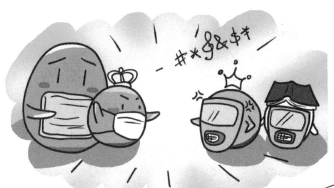

西宝对西尔欺骗自己、纵容小细菌的事情感到特别生气。西尔觉得哥哥蛮不讲理，两兄弟开始吵了起来！

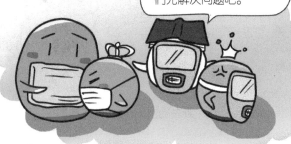

你们别赌气了，我们先解决问题吧。

西宝和西尔互不理睬，都很生气！

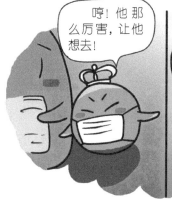

哼！他那么厉害，让他想去！

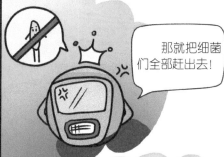

那就把细菌们全部赶出去！

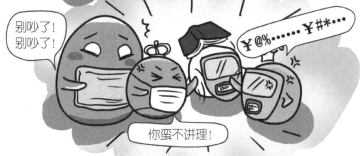

别吵了！别吵了！

你蛮不讲理！

中毒风波矛盾现——肝和感官添新章

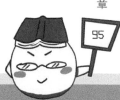

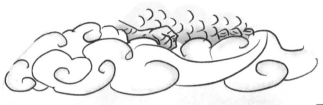

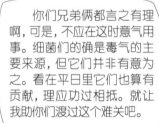

西宝和西尔在吵得不可开交时，龙子饕餮（tāo tiè）驾着祥云出现了。

你们兄弟俩都言之有理啊，可是，不应在这时意气用事。细菌们的确是毒气的主要来源，但它们并非有意为之。看在平日里它们也算有贡献，理应功过相抵。就让我助你们渡过这个难关吧。

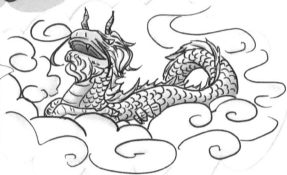

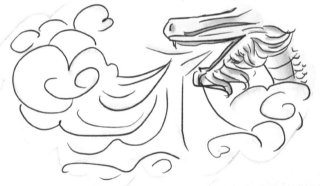

饕餮张开大嘴，毒气哗哗哗地就被吸干净了。

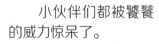
小伙伴们都被饕餮的威力惊呆了。

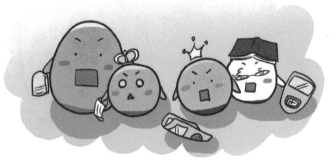

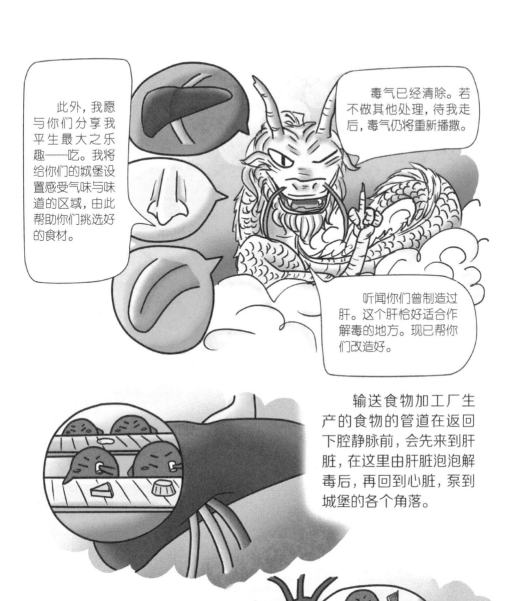

此外，我愿与你们分享我平生最大之乐趣——吃。我将给你们的城堡设置感受气味与味道的区域，由此帮助你们挑选好的食材。

毒气已经清除。若不做其他处理，待我走后，毒气仍将重新播撒。

听闻你们曾制造过肝。这个肝恰好适合作解毒的地方。现已帮你们改造好。

输送食物加工厂生产的食物的管道在返回下腔静脉前，会先来到肝脏，在这里由肝脏泡泡解毒后，再回到心脏，泵到城堡的各个角落。

城堡里的泡泡们再也不用担心毒气发生啦！

中毒风波矛盾现——肝和感官添新章

97

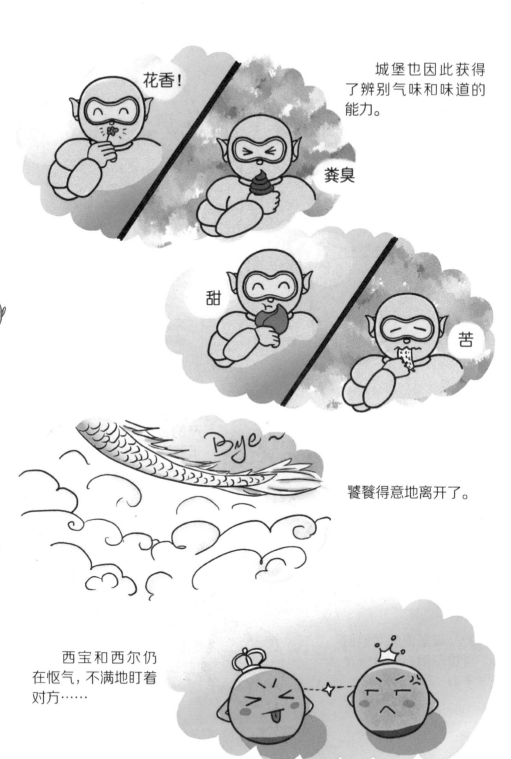

城堡也因此获得了辨别气味和味道的能力。

花香！

粪臭

甜

苦

Bye~

饕餮得意地离开了。

西宝和西尔仍在怄气，不满地盯着对方……

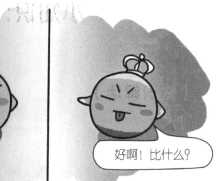

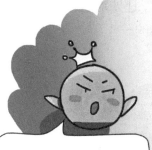

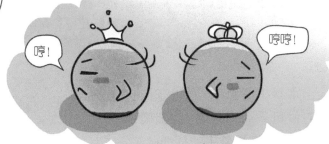

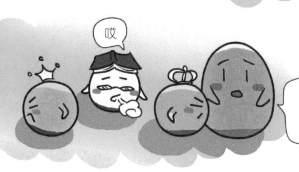

中毒风波矛盾现——肝和感官添新章

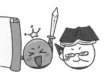

小知识：了不起的肝

【知识解读】

西宝和西尔吵架了。小朋友来评评理，西尔把小细菌留在肠道中到底对不对呢？

其实，小细菌被称为"益生菌"，发挥的作用远比我们想象的要大！小细菌们抢先占领了肠道，他们密密麻麻地排列在一起，让外来的坏细菌无处落脚，自然就没有地方捣乱啦！他们虽然吃了我们的一些食物，但吃完后，他们会喷出毒气，把坏细菌毒死。

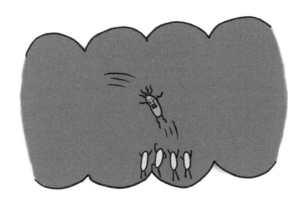

别看小细菌小，在抢东西吃的时候可一点不含糊，胖呱呱都抢不过，更别说外来的坏细菌了。于是，要来作乱的坏细菌就被益生菌阻挡了。不仅如此，他们还能生产人体不能生产，但又非常需要的物质——维生素 B 和维生素 K。他们还能充当陪练，和我们的免疫细胞玩"官兵和土匪"的游戏，让免疫细胞在面对真正的

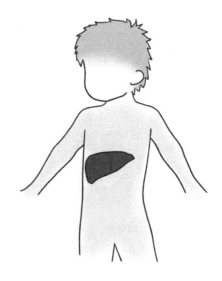

西宝登陆大作战——我的人体密码

坏细菌时能反应及时，勇猛无敌。

但小细菌喷出的毒气不仅会伤害坏细菌，也会伤害我们的正常细胞，就像泡泡球们都同时中毒了一样，这时就需要肝脏出马了。如果说肾是身体的净水中心，那么肝就相当于身体的解毒中心。虽然身体的代谢废物能通过尿液排出，但尿液只能把那些可以溶解于水（称为"水溶性"）的废物排出，而像油脂那样不能溶解在水里（称为"脂溶性"）的废物就不能排出。怎么办呢？肝脏最主要的作用就是把脂溶性的毒物、废物转变成水溶性的，这样就可以让它们通过尿液排出去啦！

除了解毒这个功能之外，肝脏其实还有很多功能呢！因为肝脏合成了关键的"凝血因子"，如果肝脏出了问题，我们的伤口就不能停止流血了，人还会变得肿肿的，特别是小腿，严重的时候一按一个坑，肚子也会鼓起来，比怀胎十月的孕妇的肚子还要大，全身皮肤还会变得黄黄的，男人的乳房还会增大，变得像女人一样，是不是很恐怖？最严重的时候，肝脏的解毒功能丧失，使一种叫"氨"的毒物直接损伤我们的大脑，可能导致人昏迷甚至死亡。

这样看来，肝脏的作用是不是十分重要？那小朋友，你还记得肝脏是属于哪个系统的吗？

【趣味小知识】

1. 你有没有见过胆囊是什么样的？绿的？还是黑的？胆囊其实是人体储存胆汁的地方，而胆汁是由肝脏产生的。在人体中，胆囊就在肝的里面，这就是为什么成语说"肝胆相照"。胆汁的主要作用就是帮助消化和吸收脂肪。

2. 如果流鼻血了，向后仰头是绝对不正确的处理方式哦！因为这样鼻血就会倒流到咽部或者口腔里去了！正确的方法应该是头低下并轻轻按压两侧鼻翼，同时还可以用冷毛巾敷一下前额和同侧的颈部。

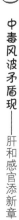

中毒风波矛盾现——肝和感官添新章

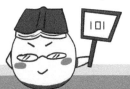

3. 舌头的不同的区域负责感受不同的味道，舌尖感受甜味，舌头前半部的两侧感受酸味，舌头后半部的两侧感受咸味，苦味则是在舌后根，所以，以后喝药的时候赶紧麻利地吞下，不要含着。

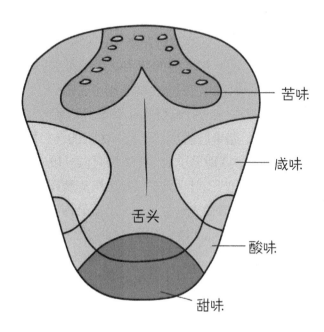

苦味

咸味

舌头

酸味

甜味

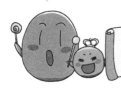

我 的 笔 记

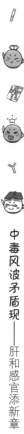

我的笔记

西宝登陆大作战——我的人体密码

104

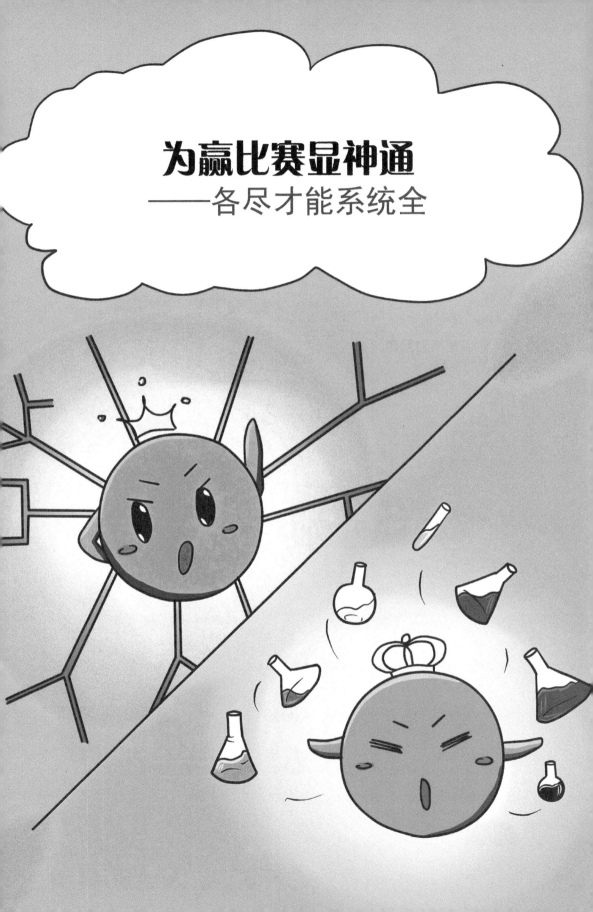

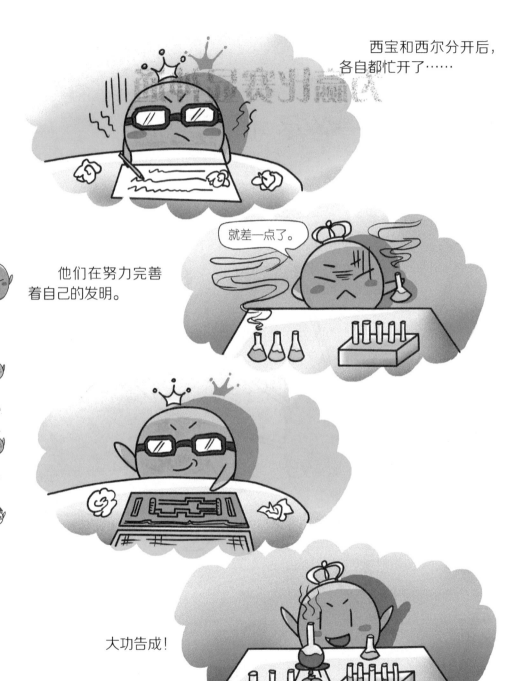

西宝和西尔分开后，
各自都忙开了……

就差一点了。

他们在努力完善
着自己的发明。

大功告成！

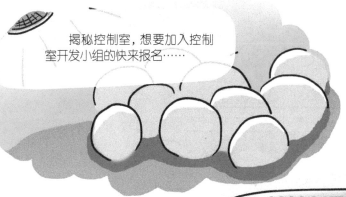

揭秘控制室，想要加入控制室开发小组的快来报名……

WANTED

研制新型药水，带你体验魔法传奇，欢迎加入。

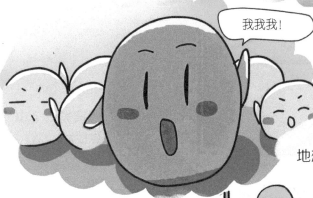

我我我！

大家都争先恐后地想当志愿者。

这是由我打造的超级处理系统，集发送指令、收集信息于一身。另外，它还有许多神秘功能。

它还能学习，只要有好的想法，就可以存储在系统里，以后就能够方便使用啦。

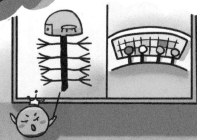

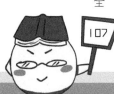

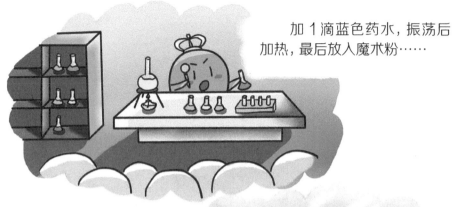

加 1 滴蓝色药水，振荡后加热，最后放入魔术粉……

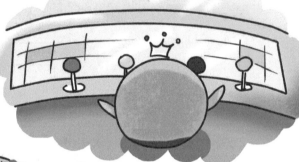

西宝走到一个控制面板前面，操控控制杆。

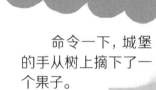

下面表演第一个功能——随意运动。

命令一下，城堡的手从树上摘下了一个果子。

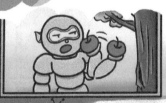

这要通过快速联络驻扎在手臂的骨力泡泡才能完成。

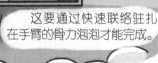

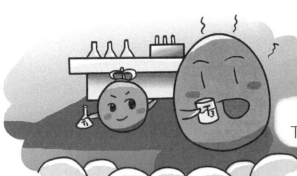

西尔的实验室也挤满了泡泡。

胖呱呱正拿着一瓶叫T3的药水准备喝。

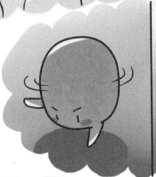

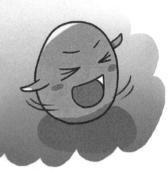

胖呱呱喝完后马上面红冒汗，满脸亢奋，手舞足蹈。

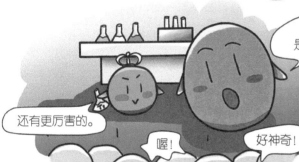

天啊，好棒！西尔，你这是什么神药？

还有更厉害的。

喔！

好神奇！

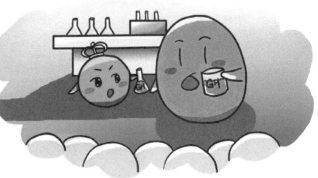

西尔拿出另一瓶药水，胖呱呱一饮而尽！

为赢比赛显神通——各尽才能系统全

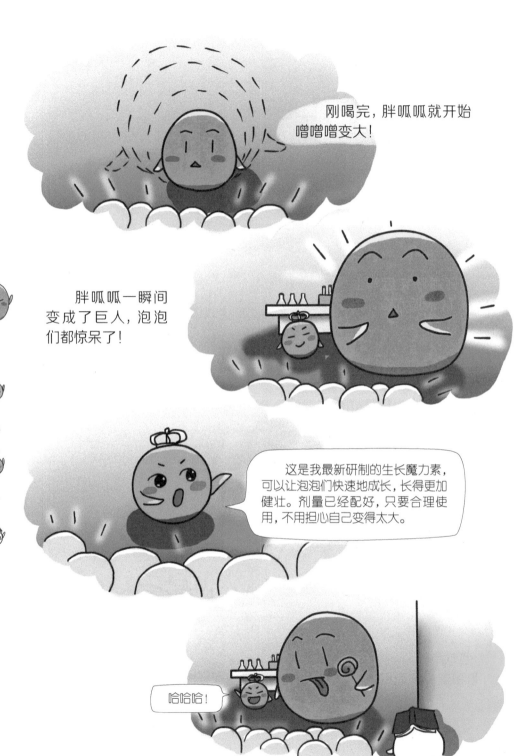

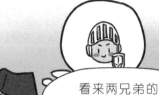

看来两兄弟的能力不相上下，我也得默默地努力。

多特决定构建城堡的保护系统，于是加派一些士兵和军火镇守保护衣。

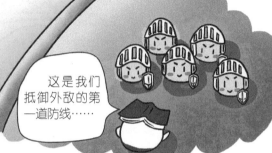

这是我们抵御外敌的第一道防线……

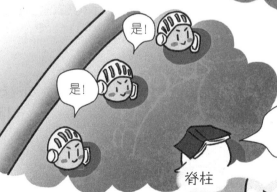

是！

是！

要是来者不善，绝对不能放过！

脊柱

骨髓腔内

这里是我们的士兵训练基地，尤其是精英B部队可以在这里完成所有培训。

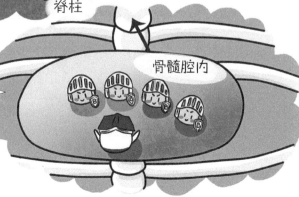

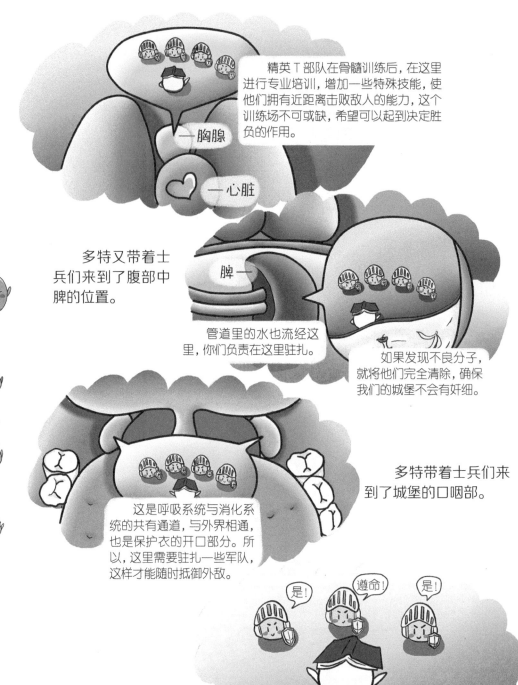

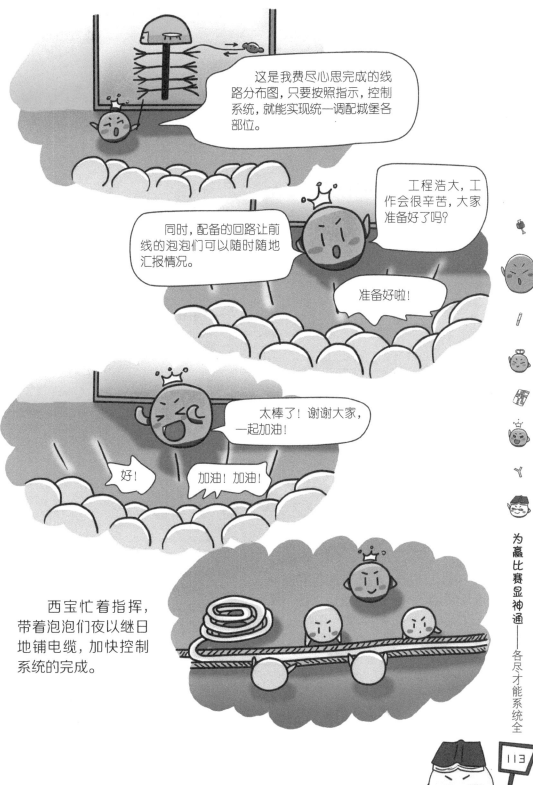

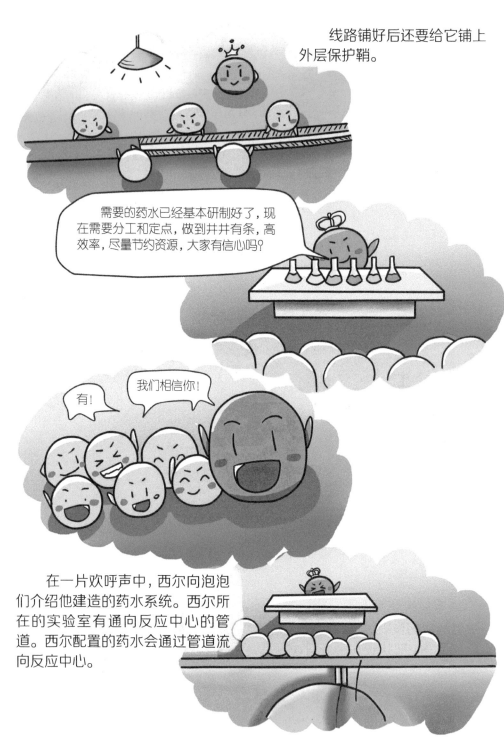

线路铺好后还要给它铺上
外层保护鞘。

需要的药水已经基本研制好了，现
在需要分工和定点，做到井井有条，高
效率，尽量节约资源，大家有信心吗？

我们相信你!

有!

在一片欢呼声中，西尔向泡泡
们介绍他建造的药水系统。西尔所
在的实验室有通向反应中心的管
道。西尔配置的药水会通过管道流
向反应中心。

西尔将大家带进反应中心。

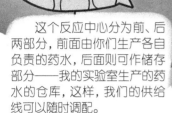

这个反应中心分为前、后两部分，前面由你们生产各自负责的药水，后面则可作储存部分——我的实验室生产的药水的仓库，这样，我们的供给线可以随时调配。

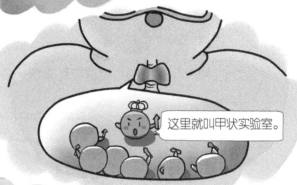

西尔带领泡泡们在城堡的各个节点建造药水实验室。

这里就叫甲状实验室。

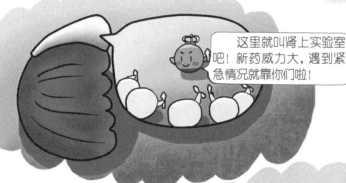

这里就叫肾上实验室吧！新药威力大，遇到紧急情况就靠你们啦！

西尔也把神奇的药水交给了肝脏和胰腺的总大厨泡泡。

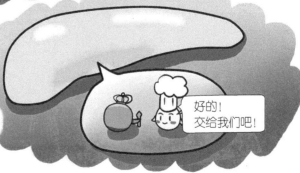

好的！交给我们吧！

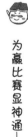

为赢比赛显神通——各尽才能系统全

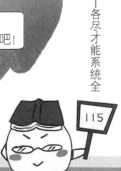

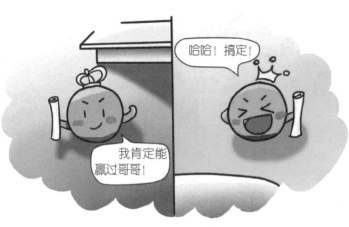

西宝和西尔兄弟两人在一阵忙碌过后，终于完成了各自的大计划！

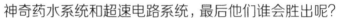

神奇药水系统和超速电路系统，最后他们谁会胜出呢？

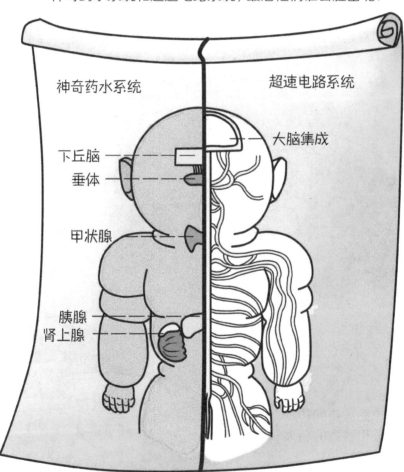

神奇药水系统　　　　　　　超速电路系统

大脑集成

下丘脑

垂体

甲状腺

胰腺

肾上腺

神经内分泌系统

西宝登陆大作战——我的人体密码

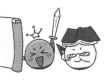

小知识：免疫系统

【知识解读】

西宝和西尔的比赛进行得如火如荼，多特也不甘示弱，部署城堡的防御系统。让我们先来看看这个强大的防御系统吧！

其实多特部署的城防系统也就是我们人体的免疫系统，由免疫细胞、产生和驻扎着免疫细胞的器官以及免疫细胞释放的免疫分子组成。士兵们就类似于我们的免疫细胞，包括充当巡逻兵的巨噬细胞、树突细胞和定向打击精锐部队——B淋巴细胞、T淋巴细胞。巡逻兵没有太强的作战能力，负责看到"可疑人员"就上报给精锐部队，同时也尝试着对敌。而定向打击精锐部队能识别并打击特定的对象，作战能力更强。士兵身上的装备，如抗体、免疫球蛋白、干扰素等，就是免疫分子，可以帮助免疫细胞消灭敌人或者通知其他免疫细胞前来帮忙。免疫细胞是在骨髓产生的，B淋巴细胞在骨髓中发育成熟，而T淋巴细胞在骨髓中初步发育后转移到胸腺，经过进一步训练后才能发育成熟。它们成熟之后就被派往全身各处驻扎，包括咽扁桃体、脾、淋巴结等等，这些地方才是免疫细胞们真正和敌人交战的地方。

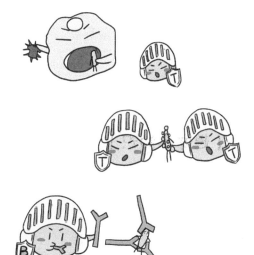

如果细菌经皮肤的伤口进入了人体，造成了感染，人体的免疫系统又将如何应对呢？这时，城防免疫部队就全力出动了，他们分工明确，各司其职。体内的巡逻兵吞噬细胞们，在血液中不停流动，寻找潜伏的敌人，它们的身上都安装了识别器，专门识别非城堡人员。一旦发现，就冲上去把敌人剥光吞进肚子里消化，但他们并不清楚敌人到底是什么东西。

于是，他们就带着敌人的衣服和装饰沿着淋巴管道去找检查岗驻扎的

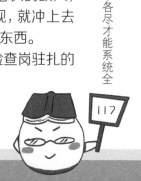

为赢比赛显神通——各尽才能系统全

特种精锐部队——T 淋巴细胞、B 淋巴细胞进行鉴定。T 淋巴细胞的作战方式是抱住敌人，再分泌穿孔素和颗粒酶在敌人身上打孔，使敌人裂解。B 淋巴细胞的作战方式是分泌专门针对敌人的武器——补体，补体们抓住敌人，并聚集形成一个对着敌人的大针筒——攻膜复合物，把血液和组织液里的水分全部打进敌人身体内，让他们胀裂而亡。

　　益生菌（如小喜他们）也扛起了守护外城的责任。他们分布在我们人体的保护衣——皮肤和黏膜上，和外来的病原体敌人抢地盘、抢食物，并且释放一些能杀灭或者抑制敌人生长的物质。

　　在免疫系统各位成员的通力合作下，体内的感染被控制了。此时，很多曾经参与对抗敌人的 T 淋巴细胞、B 淋巴细胞都积累了足够的战场经验，在下一次同样的敌人入侵时他们就能更快地组织起来进行斗争，而且战斗力增强，这些精英们我们称之为记忆 T 淋巴细胞、记忆 B 淋巴细胞。

　　免疫细胞们怎么能够迅速地识别对方到底是不是城堡内人员呢？原来，在免疫细胞们由幼稚走向成熟这一阶段，必须要完成一次游历试炼，他们必须把遇到的城堡内人员都记住，不能贸然攻击，否则就会被无情地淘汰，这个过程被称为免疫耐受。所以，经历了试炼的战士们，都能迅速地辨认敌我。

　　多特不愧是科学家，一出手便不同凡响，两大王子的发明又会给城堡带来怎样的进步呢？我们拭目以待。

【趣味小知识】

　　1. 生活中能致病的东西无处不在，为什么我们在这样"艰苦"的环境下还能保持健康呢？这就要靠我们强大的免疫系统组建起的三道"人体防线"了。第一道防线就是我们的皮肤、黏膜以及汗液、泪液等分泌物。完整的皮肤和黏膜能阻挡病原体的侵入，而汗液、泪液等有杀菌作用。第二道防线就是体液内的杀菌物质，比如溶菌酶等。第三道防线就是我们的免疫系统啦！

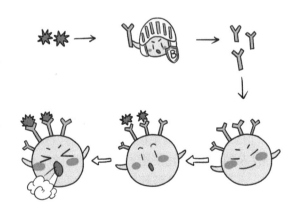

　　2. 春暖花开的季节，有的人闻到花粉就会猛打喷嚏，身上发痒，熟悉的人都知道，

这是过敏了。这是怎么发生的呢？花粉进入人体后，会被免疫系统识别为有害的非己物，免疫反应启动，产生了针对花粉的抗体，这些抗体结合在称为"肥大细胞"和"嗜碱性粒细胞"的表面，这个过程称为致敏。当花粉再一次进入人体时，因为抗体会黏附花粉，所以好几个抗体就会一起黏着同一个花粉，肥大细胞和嗜碱性粒细胞就被这些动作惊醒了，他们就会把体内储存的一些特殊物质给吐出来。这些特殊物质能让我们浑身发痒，不停地打喷嚏，皮肤通红，甚至死亡！所以，有时候过敏是很可怕的。如果知道自己对某种东西过敏的话，一定要避免接触它。

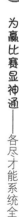

为赢比赛显神通——各尽才能系统全

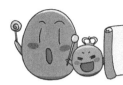

我 的 笔 记

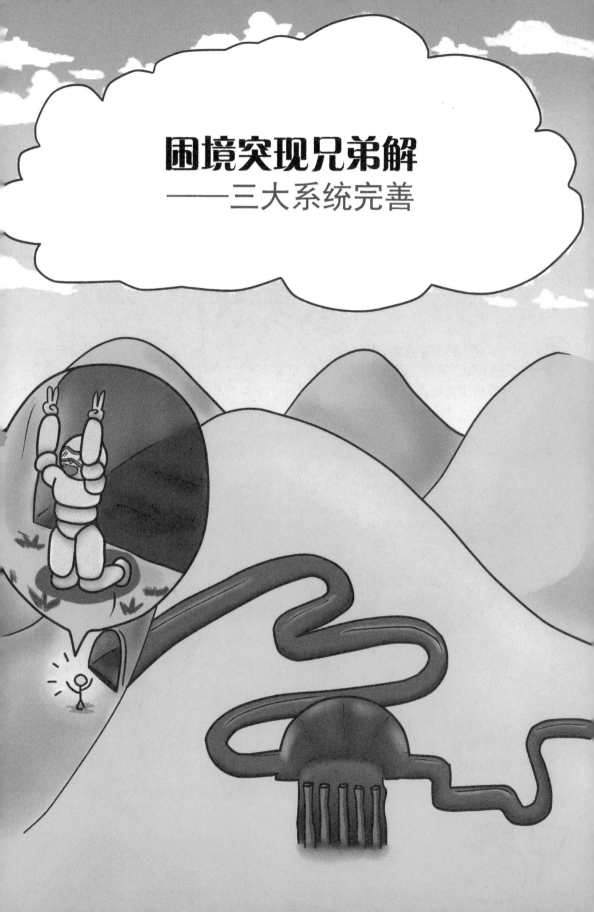

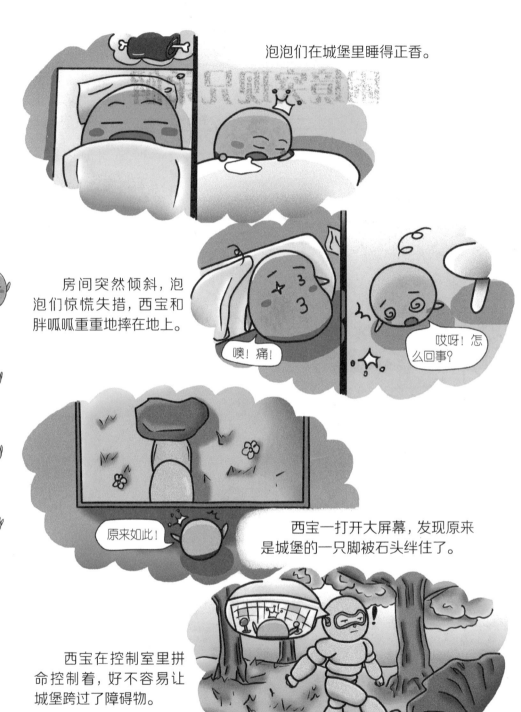

泡泡们在城堡里睡得正香。

房间突然倾斜，泡泡们惊慌失措，西宝和胖呱呱重重地摔在地上。

西宝一打开大屏幕，发现原来是城堡的一只脚被石头绊住了。

西宝在控制室里拼命控制着，好不容易让城堡跨过了障碍物。

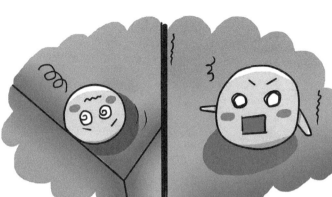

城堡刚稳定下来，突然又开始颠簸了，泡泡们都被吓得惊慌失措。

原来前面有个大坑。西宝手忙脚乱地操控着控制台才让城堡的一只手快速抓住洞边的一根树枝，化险为夷。

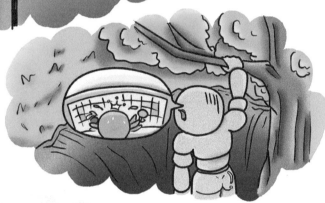

发生什么事了？

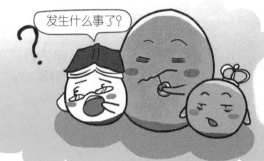

大伙儿都睡眼惺忪地走进控制室，想问西宝到底发生了什么事。

城堡……

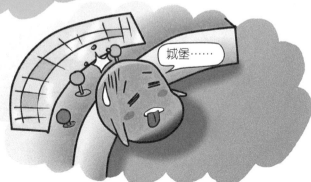

只见西宝满脸疲惫地摊在控制台上。

困境突现兄弟解——三大系统完善

123

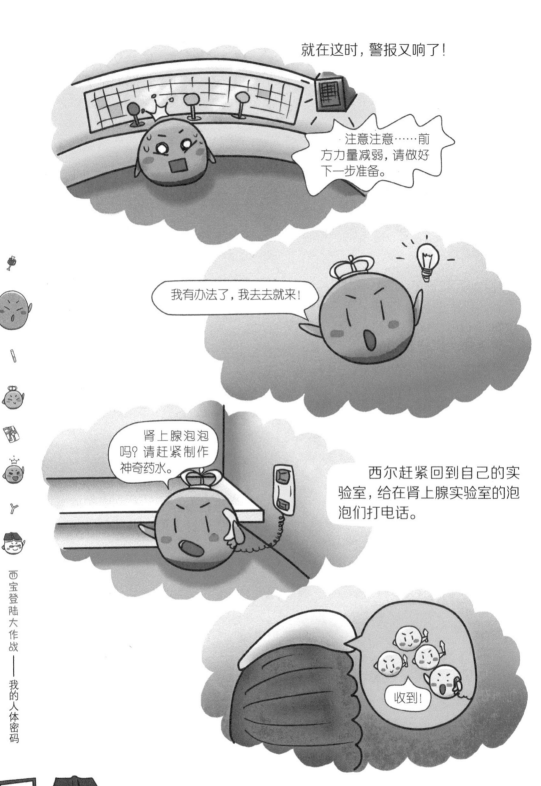

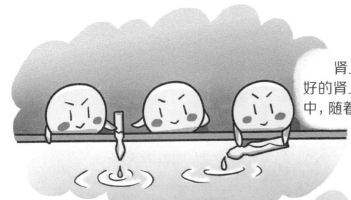

肾上腺泡泡们赶紧将制作好的肾上腺药水放入血液管道中，随着血流输送到身体各处。

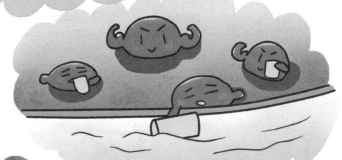

骨力泡泡们喝了药水后马上变得强壮起来！

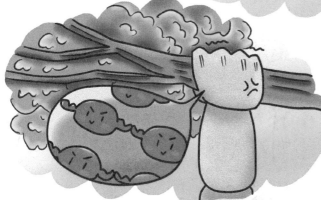

在骨力泡泡们的齐心协力下，城堡的手马上就强有力的抓住了树枝！

警报得到消除，肾上腺泡泡们欢呼一片！

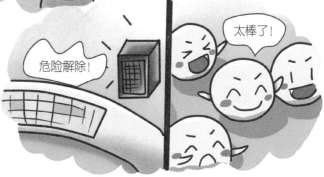

困境突现兄弟解——三大系统完善

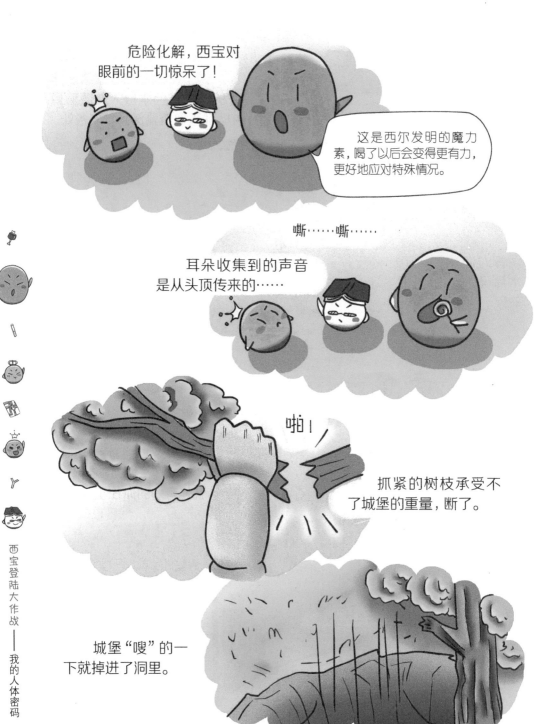

危险化解，西宝对眼前的一切惊呆了！

这是西尔发明的魔力素，喝了以后会变得更有力，更好地应对特殊情况。

嘶……嘶……

耳朵收集到的声音是从头顶传来的……

啪！

抓紧的树枝承受不了城堡的重量，断了。

城堡"嗖"的一下就掉进了洞里。

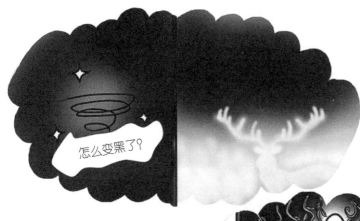

控制室变得漆黑一片，大家被摔得眼冒金星。透过控制室的夜视模式看到外面十分昏暗。

大屏幕亮起来，大家发现四周都布满了细细的藤蔓，头顶的洞口则像个亮亮的大烧饼。

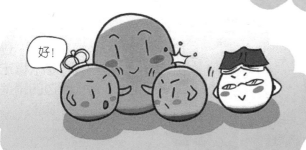

与其坐以待毙，不如试一试。

在西宝的操控下，城堡在黑暗中摸索藤蔓，努力前进。

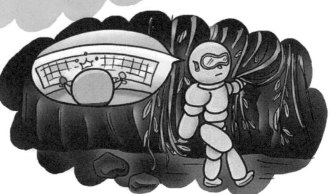

困境突现兄弟解——三大系统完善

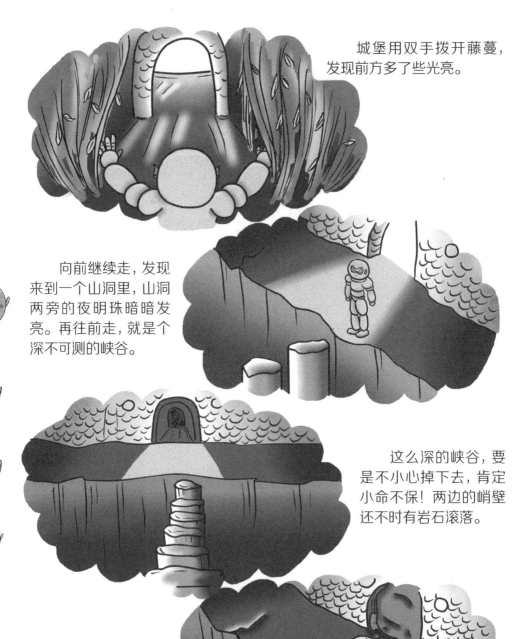

城堡用双手拨开藤蔓，发现前方多了些光亮。

向前继续走，发现来到一个山洞里，山洞两旁的夜明珠暗暗发亮。再往前走，就是个深不可测的峡谷。

这么深的峡谷，要是不小心掉下去，肯定小命不保！两边的峭壁还不时有岩石滚落。

西宝正准备指挥城堡原路返回，却发现来时的路已经被滚落的岩石堵死了。

西宝登陆大作战——我的人体密码

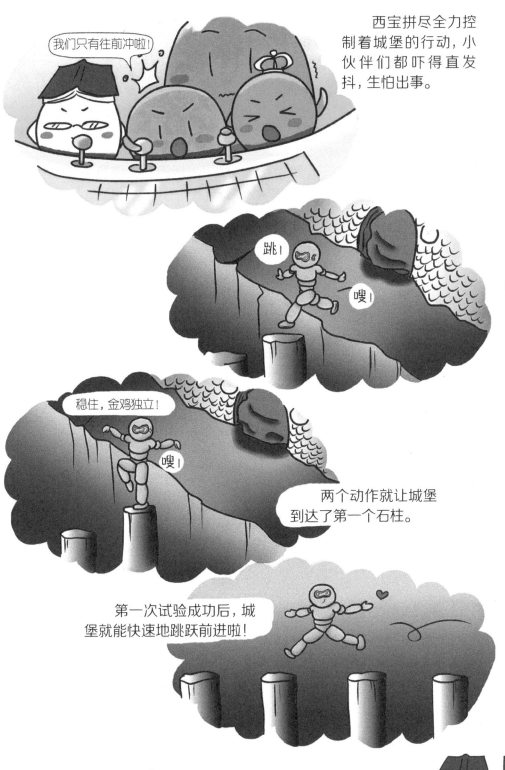

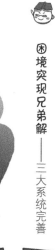

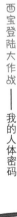

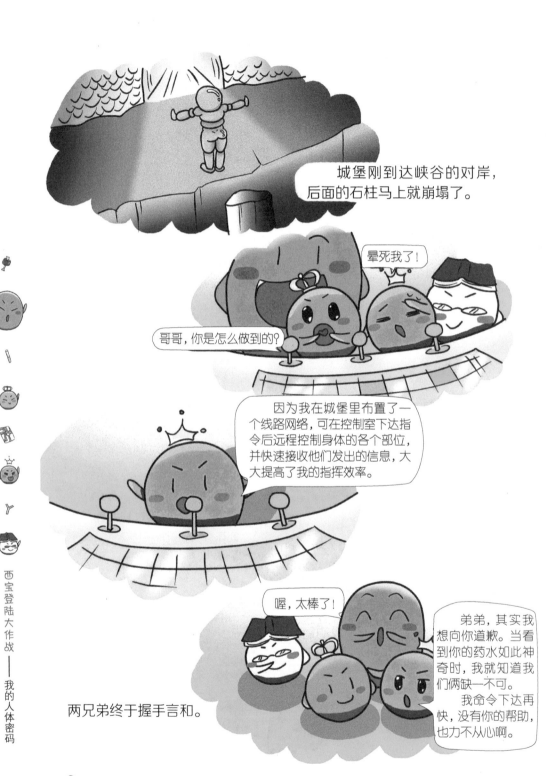

城堡刚到达峡谷的对岸，后面的石柱马上就崩塌了。

晕死我了！

哥哥，你是怎么做到的？

因为我在城堡里布置了一个线路网络，可在控制室下达指令后远程控制身体的各个部位，并快速接收他们发出的信息，大大提高了我的指挥效率。

喔，太棒了！

弟弟，其实我想向你道歉。当看到你的药水如此神奇时，我就知道我们俩缺一不可。

我命令下达再快，没有你的帮助，也力不从心啊。

两兄弟终于握手言和。

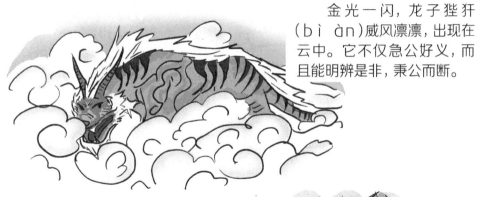

金光一闪，龙子狴犴（bì àn）威风凛凛，出现在云中。它不仅急公好义，而且能明辨是非，秉公而断。

我是龙子狴犴，你们刚刚勇猛的表现我都看到了。西宝王子，你的线路网络功能十分强大，如果能够调控城堡的每一个角落，定将威力无穷。

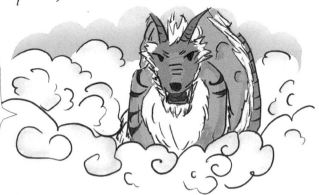

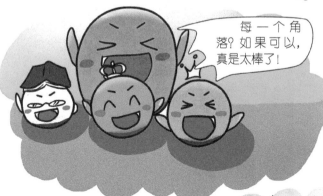

每一个角落？如果可以，真是太棒了！

狴犴轻轻点了点城堡的头。

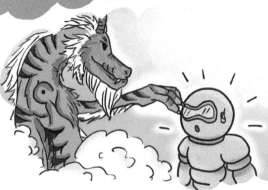

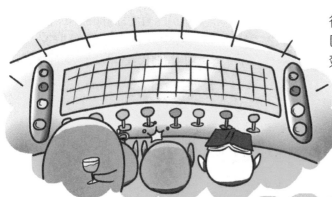

控制板上突然多了很多按钮，有条不紊，分区清晰。这样就可以有效控制城堡啦！

在西宝的控制下，城堡在黑暗中平稳地走着。

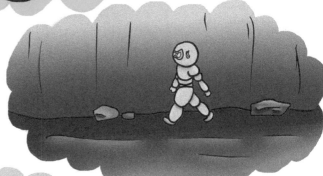

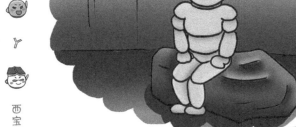

城堡坐在石头上稍作休息。

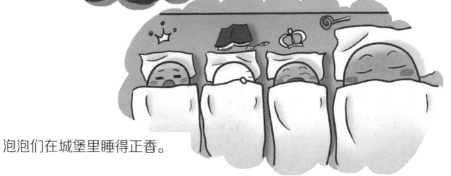

泡泡们在城堡里睡得正香。

西宝登陆大作战——我的人体密码

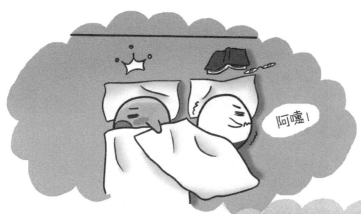

阿嚏!

城堡在山洞里冻得瑟瑟发抖。

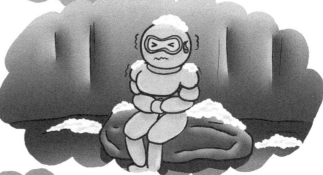

低温!注意!低温!注意!

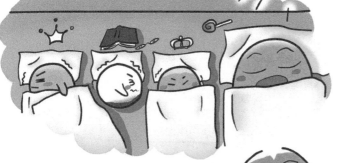

被冻醒的小伙伴们赶紧冲到控制室查看情况。从显示器看,原来洞穴里已经结满了冰。

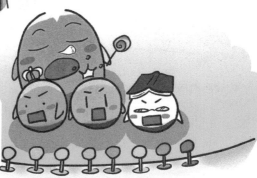

困境突现兄弟解——三大系统完善

133

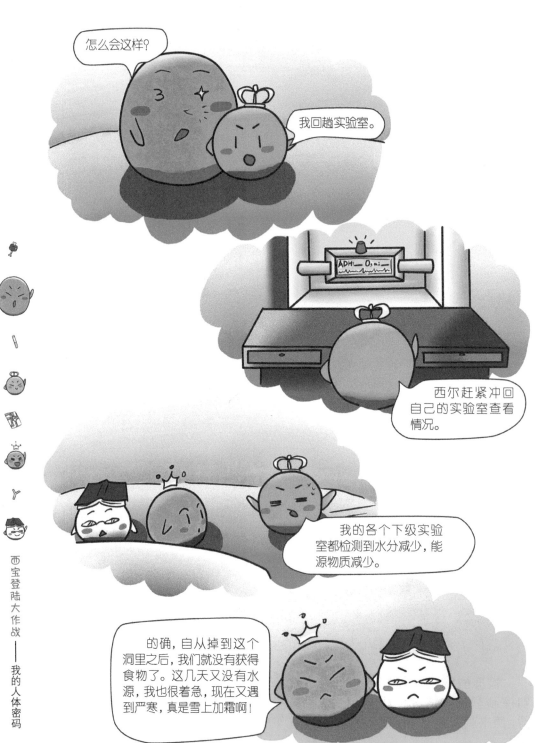

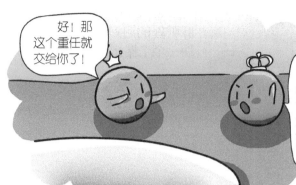

好！那这个重任就交给你了！

哥哥，让我来管理物资分配吧，我的管理系统可以启动极限模式，可以再熬一段时间，哥哥就抓紧时间想对策。

西尔马上到达胰腺，对胰岛泡泡们下达任务，启动应急模式。

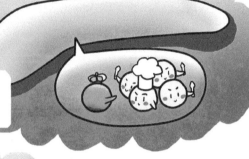

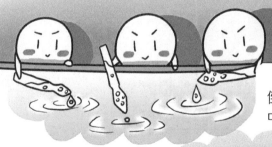

胰岛处的泡泡们往管道里倒了些魔力素。魔力素在血流中前进。

肝脏的泡泡接收到胰岛素。

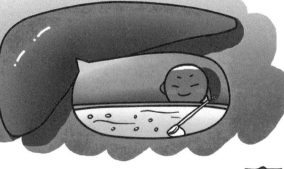

困境突现兄弟解——三大系统完善

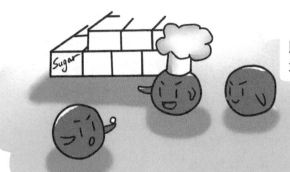

接收到魔力素的信息后，肝脏处的泡泡们把仓库里的糖块一个个搬运出来。

并将糖块逐份倒入血液中。

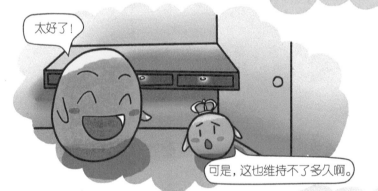

太好了！

可是，这也维持不了多久啊。

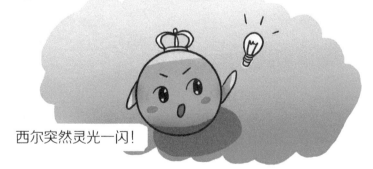

西尔突然灵光一闪！

西宝登陆大作战——我的人体密码

136

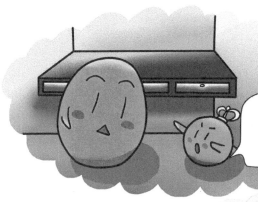

胖呱呱，你们族能耐寒又御寒，你跟你同族的好伙伴一起围在保护衣下，给大家抵挡寒冷，好吗？

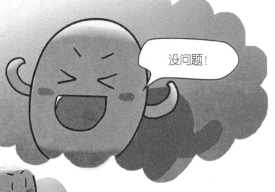

没问题！

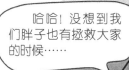

一群胖泡泡聚集在保护衣下面，为城堡里的泡泡们挡风御寒！

哈哈！没想到我们胖子也有拯救大家的时候……

困境突现兄弟解——三大系统完善

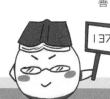

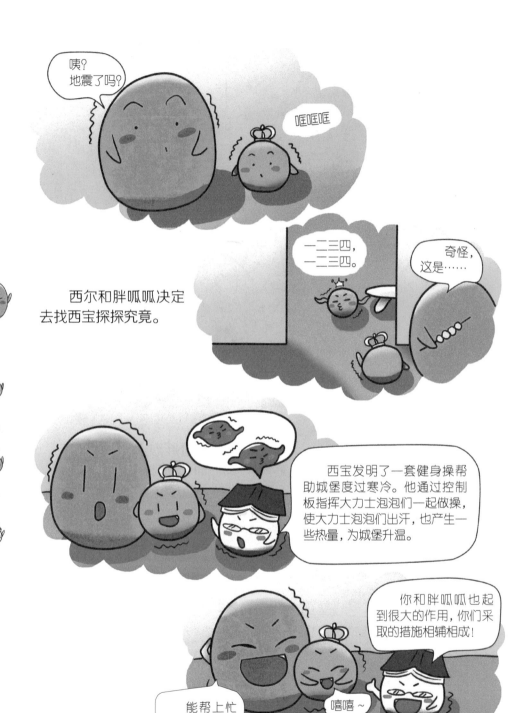

西尔和胖呱呱决定去找西宝探探究竟。

西宝登陆大作战——我的人体密码

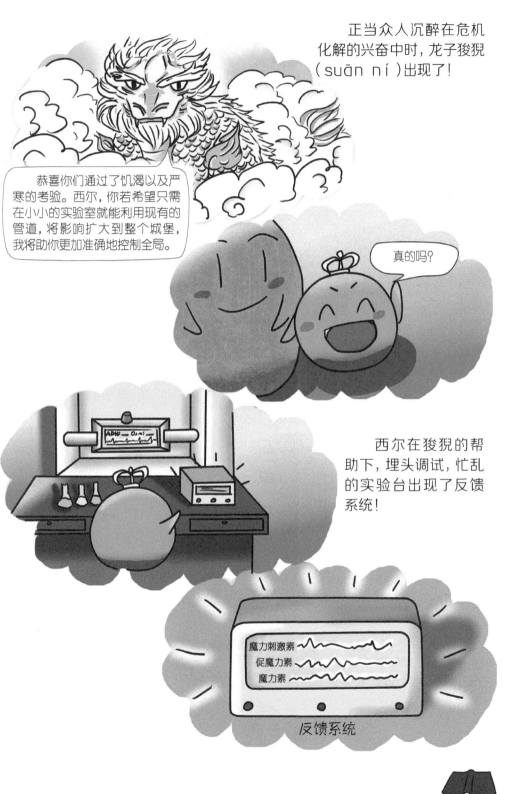

正当众人沉醉在危机化解的兴奋中时，龙子狻猊（suān ní）出现了！

恭喜你们通过了饥渴以及严寒的考验。西尔，你若希望只需在小小的实验室就能利用现有的管道，将影响扩大到整个城堡，我将助你更加准确地控制全局。

真的吗？

西尔在狻猊的帮助下，埋头调试，忙乱的实验台出现了反馈系统！

魔力刺激素
促魔力素
魔力素

反馈系统

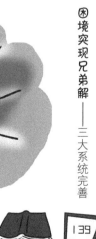

困境突现兄弟解——三大系统完善

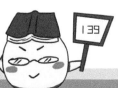

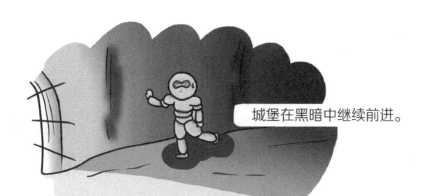

城堡在黑暗中继续前进。

突然，前方豁然开朗，外面一片鸟语花香，风景如画，草木丰盈。

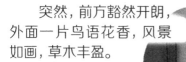

终于穿越了洞穴，泡泡们开心得不得了。

好久没有吃东西了。

正当众人沉浸在喜悦中时，意外的危险却悄悄降临了。

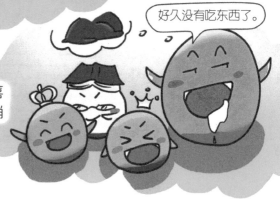

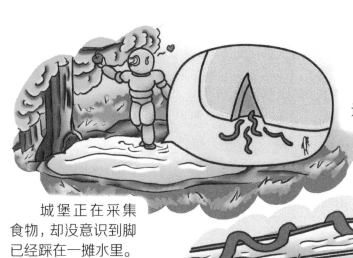

一些细菌正在通过伤口往城堡内部走。

城堡正在采集食物，却没意识到脚已经踩在一摊水里。

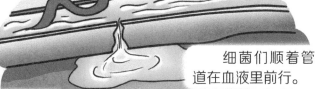

细菌们顺着管道在血液里前行。

小喜站在管道破口处好奇地看着。

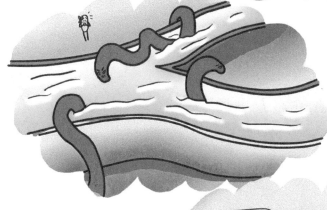

细菌开始通过破口处从里面爬出来。

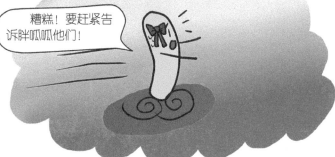

糟糕！要赶紧告诉胖呱呱他们！

困境突现兄弟解——三大系统完善

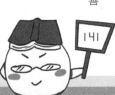

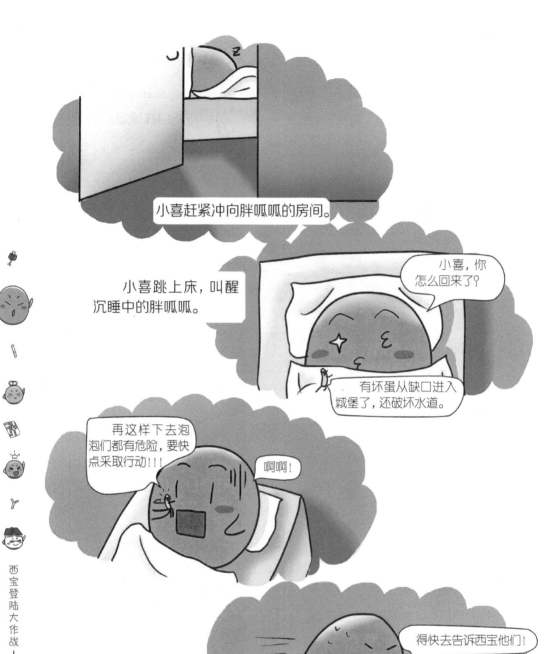

小喜赶紧冲向胖呱呱的房间。

小喜跳上床，叫醒沉睡中的胖呱呱。

小喜，你怎么回来了？

有坏蛋从缺口进入城堡了，还破坏水道。

再这样下去泡泡们都有危险，要快点采取行动！！！

啊啊！

得快去告诉西宝他们！

西宝登陆大作战——我的人体密码

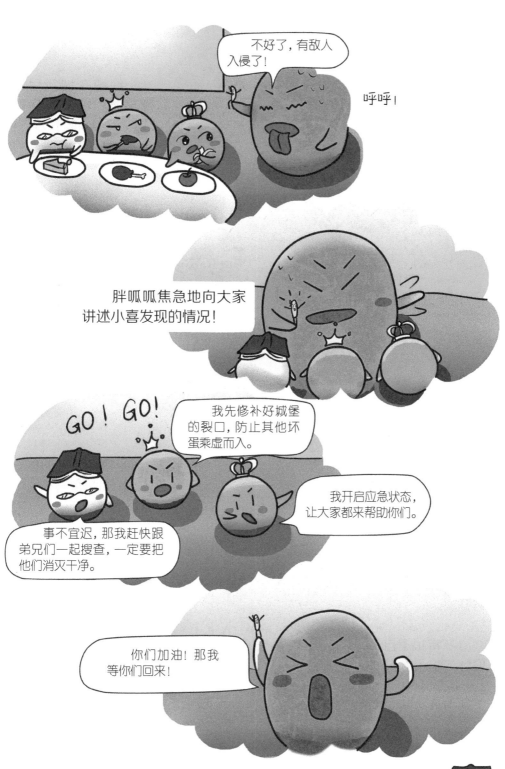

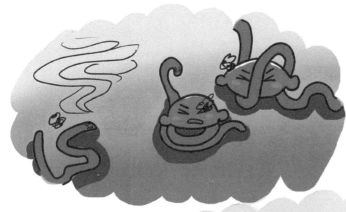

细菌在城堡里大肆破坏！城堡里乌烟瘴气，骨力泡泡被弄得十分痛苦。

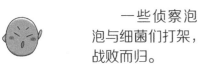

一些侦察泡泡与细菌们打架，战败而归。

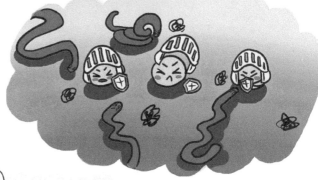

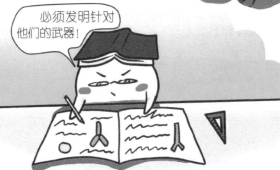

多特在自己的房间开始设计起来。

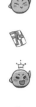

西宝登陆大作战——我的人体密码

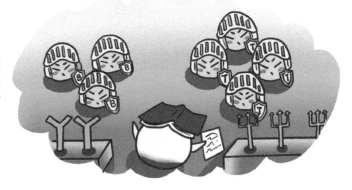

多特根据自己的设计对护卫队分配任务，将护卫队分为T大队和B大队。

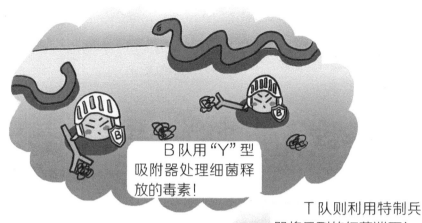

B队用"Y"型吸附器处理细菌释放的毒素!

T队则利用特制兵器将见到的细菌消灭!

很快,细菌带来的破坏得到控制。

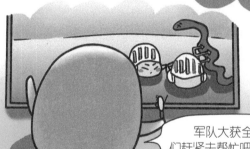

军队大获全胜,我们赶紧去帮忙吧!

胖呱呱和小喜找到了正在皮肤破口处组织修复的西宝。

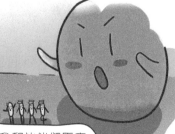

我和伙伴们愿意守护在城堡外,一同抵抗坏蛋。

困境突现兄弟解——三大系统完善

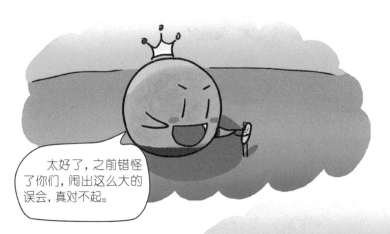

太好了，之前错怪了你们，闹出这么大的误会，真对不起。

于是，小喜和其他小细菌与护卫队们共同构成了保护城堡的铜墙铁壁。

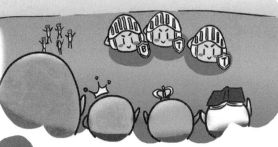

战斗虽然进行了很久，但泡泡们最终消灭了入侵者，大家都高兴地进行庆功！

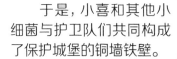

然而，也有不少泡泡们在这过程中被弄得遍体鳞伤。

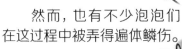

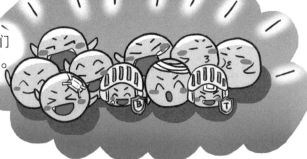

这时候龙子睚眦(yá zì)出现了!

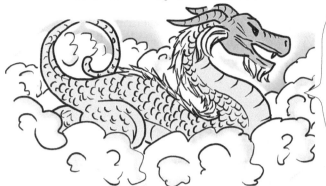

虽然这战场已经满目疮痍，但你们还是取得了最后的胜利。多特，你的护卫队也十分骁勇善战。我将教授此次参战的精英部队们快速有效地应对这次入侵的敌人的策略，下次敌人再入侵时，就能快速地把他们击退。

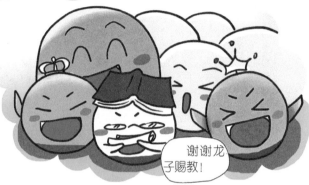

我的兄弟们都已经给你们指引了，前方的道路就需要你们自己努力，也可能危险不断。你们还可以选择放弃，那就是回海里去，我答应护送你们安全返回。

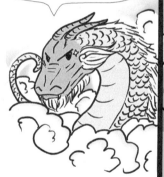

谢谢龙子赐教！

送我们回去吧，让大家平平安安回到家里。

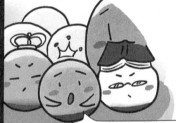

我们一定要找到龙！

不要！

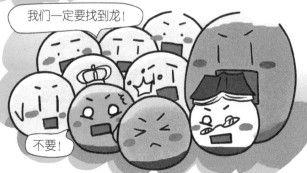

困境突现兄弟解——三大系统完善

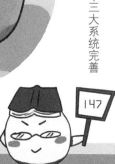

147

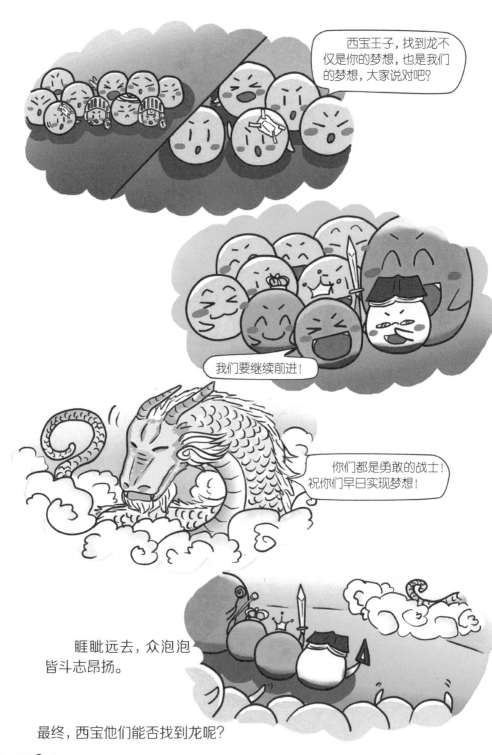

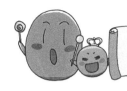

小知识：神经内分泌系统

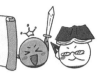

【知识解读】

两大王子的比拼还没结束，究竟谁的发明更加高明呢？

西宝率先拿出的全身超级处理系统其实就是我们的神经系统，它是由大脑(相当于控制室)、脊髓(相当于控制室下方的电梯)和遍布于全身的无数神经纤维(相当于控制通路)组成的。信息传递的起始部分就是之前提到的感受器，它负责收集特定的信息，汇集到传入线路——传入神经，接着信息进入信息处理中转站，它对各处收集来的信息进行判断、分析、整合，最后输出指令，由传出线路——传出神经传送到效应器(肌肉、腺体)，效应器根据指令来进行相应的活动。大脑作为所有信息收集、处理整合和输出的中心，发挥着统筹管理的作用。脊髓处于我们后背的脊椎的包围之中，起连接大脑和周围的神经纤维的作用。发明出这样分工明确、高效实用的控制网络，西宝是不是很厉害？

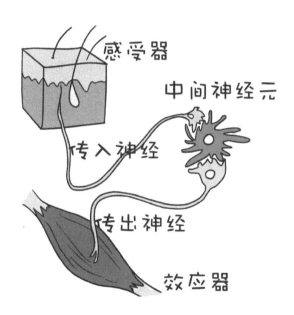

感受器
中间神经元
传入神经
传出神经
效应器

西尔发明的神奇的魔法药水其实就是我们体内的各种激素啦！激素作用在特定的对象上，可以调整代谢、调节生长发育。比如T4甲状腺激素，可以使产热增加、使大脑兴奋、促进骨的生长。生长激素可以促进骨骼和肌肉的生长。西尔的魔法实验室相当于我们人体的下丘脑，位于大脑下方，是人体内分泌活动的中枢。只有下丘脑才能产生抗利尿激素，这是

困境突现兄弟解——三大系统完善

一种能让我们保存体内水分、浓缩尿量的激素。此外，下丘脑还能产生指导反应中心分泌的激素，包括促甲状腺素释放激素、生长激素释放激素等。西尔建的反应中心也就是人体的垂体了，它长得像个大

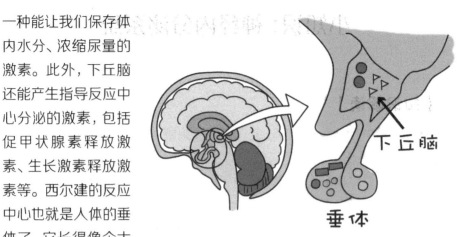

下丘脑

垂体

肚子的瓶子，分为前叶和后叶两部分，前叶部分相当于二级实验室，接收下丘脑分泌的激素的命令开始生产激素，后叶部分则负责存储和释放下丘脑合成好的抗利尿激素。垂体能直接合成的激素有生长激素、催乳素，它们还通过分泌促甲状腺素等激素来指导"三级实验室"（如甲状腺）的合成。有些"实验室"不需要上级"实验室"的指导，他们根据体内的变化情况和身体的需要，独立合成激素，比如胰岛素、肾上腺素。西尔的发明不甘示弱呢！

当城堡遇到危险环境时，西宝、西尔、多特和胖呱呱都各显神通，大放光芒。当人体遇到同样的状况时，我们是怎么应对的呢？

遍布全身的神经系统，让我们走在崎岖不平的路上时一样能保持平衡。这是神经系统和运动系统合作良好的结果。面对各处汇集而来的庞大信息量，大脑是如何有条不紊地工作的呢？其实，神经系统中的中间神经元有筛选、初步处理信息的作用，就像一个小组长，许许多多的小组长集中在一起就成了一个智囊团，我们叫它"神经核团"，它们不仅能处理自己的控制通路上传来的信息，还能时不时和周围的小组长进行交流。"神经核团"集中在一起，组成专家组，再把信息汇总给大脑做出最高决策，让我们能临危不乱，顺利逃出生天。内分泌系统也在此发挥了重要的作用，在应激状态下，机体会迅速产生三种激素：生长激素、催乳素和促肾上腺皮质激素。它们能提高大脑兴奋性，使机体反应机敏、力量增大，同时还保证能充分供给机体在紧急状态所需要的物质和能量，提高了机体对有害刺激

的承受能力，帮助你随时准备"逃跑"或"战斗"。

在饥寒交加之时，神经系统和内分泌系统又是如何协同工作的呢？神经系统接收到机体寒冷的信息后，发出增加产热、减少散热的指令，全身的骨骼肌就发生不受控制的抽动，这时身体并没有做出大动作消耗热量，所以，肌肉抽动产生的大部分热量就被用来抵御寒冷了；同时，皮肤血管收缩、出汗减少，从而减少散热。内分泌系统开启的极限生存模式是怎么样的呢？首先，为了保证全身细胞不饿着，胰高血糖素把肝脏里存着的压缩糖——肝糖原进行拆包，恢复成葡萄糖，保证了全身的能量供应，也动员了身体里的脂肪进行供能。其

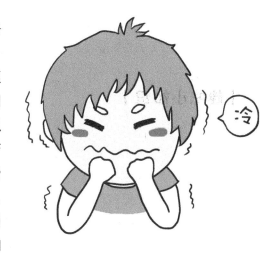

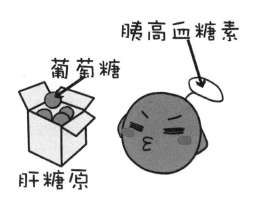

次，为了应对寒冷，肾上腺素作为速效魔法药水，甲状腺激素作为长效魔法药水，两者都让代谢增加、产热增多。

胖呱呱家族其实就是人体的脂肪层，它既能有效地帮助机体抵御寒冷，同时还能分解自我，产生巨大的能量，比糖分解产生的能量更多。西尔的魔法药水固然很厉害，不过如果一直靠西尔盯着城堡内和城堡外的变化来发号施令，那西尔就要累死了，所以，龙子狻猊增加的反馈系统帮了大忙，这样魔法药水的生产和释放就能自己根据环境变化来完成了。如果检测到体内的某种激素太多，那么只要上级实验室不要发出命令就好了。

其实很多时候，我们身体内的代谢活动和对环境的应变都是通过神经系统和内分泌系统共同作用的。两者合作，才能最大限度地保证身体内部

稳定的环境。所以,这就是我们常说的"兄弟同心,其利断金"。

【趣味小知识】

1.人的脑袋是不是越大越聪明呢? No! 大脑表面的沟沟回回才是决定聪明与否的关键因素,沟沟越多越深就越聪明。那是不是脑细胞越多越聪明呢? 还是 No! 因为人从幼年起,脑细胞的数目就只会越来越少,脑细胞之间的相互联系越多越紧密,人才越聪明。

2.激素是身体内不可或缺的,无论哪种激素缺少都会对健康造成损害。如果甲状腺激素缺乏,对小朋友来说,就会变得又呆又小,如果是大人,就会脖子肿。预防甲状腺激素的缺乏,最好的办法就是吃海产品,比如海带、紫菜等,因为它们含有丰富的碘,是甲状腺激素合成所必需的原料。

3.虽然脂肪可以产热,但脂肪很懒惰,很少发挥产热功能。如果身体缺乏热量,首先会让血液里的葡萄糖提供热量,当体内的葡萄糖被消耗完时,才会动用脂肪。所以,减肥时只有在有氧运动四十分钟以上,才能真正消耗脂肪哦! 之前的运动都只是在消耗体内存储的葡萄糖。

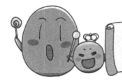

我 的 笔 记

困境突现兄弟解——三大系统完善

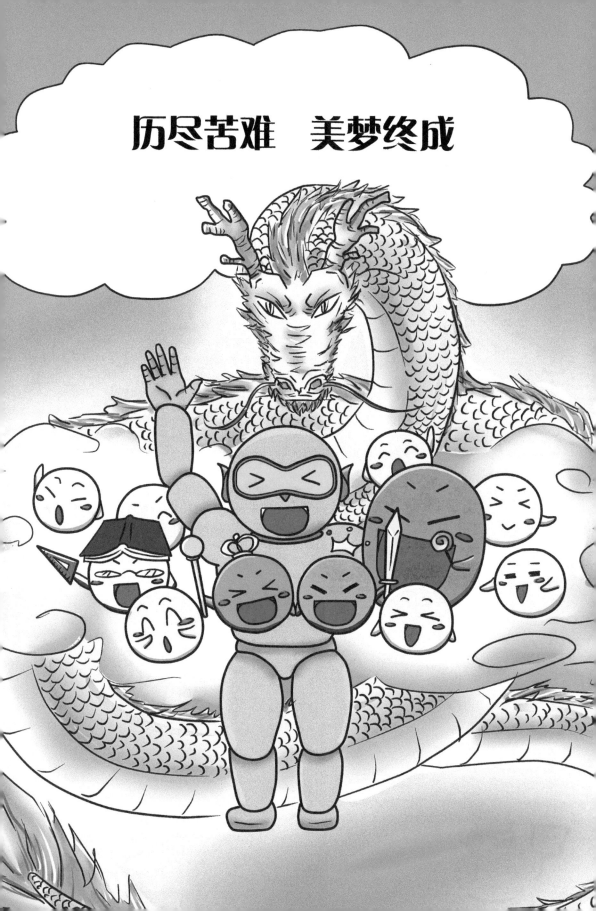

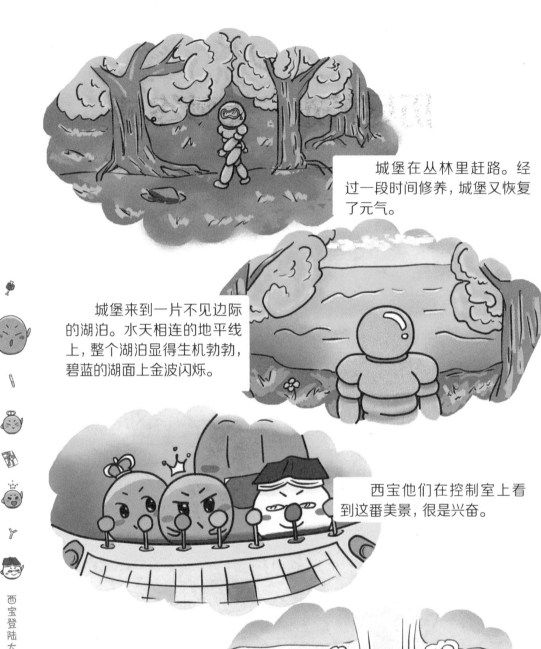

城堡在丛林里赶路。经过一段时间修养，城堡又恢复了元气。

城堡来到一片不见边际的湖泊。水天相连的地平线上，整个湖泊显得生机勃勃，碧蓝的湖面上金波闪烁。

西宝他们在控制室上看到这番美景，很是兴奋。

湖面上突然升起一个高高的水柱。

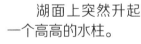
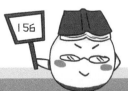

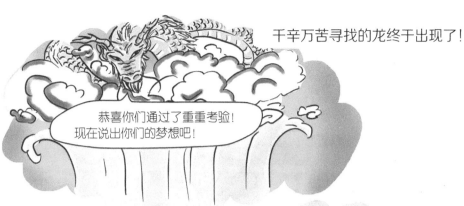

千辛万苦寻找的龙终于出现了!

恭喜你们通过了重重考验!
现在说出你们的梦想吧!

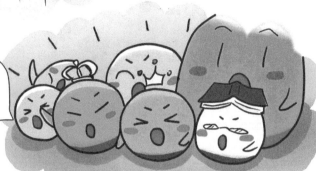

让我们能一起在这
片多彩的土地上长长久
久地生存下去吧!

听了大伙儿的愿望,
龙微微一笑。

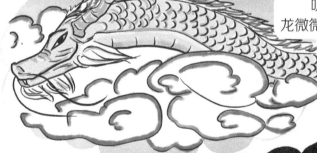

一瞬间,光芒万丈,
突然看不见众泡泡了。

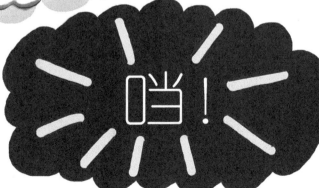

咣!

历尽苦难 美梦终成

157

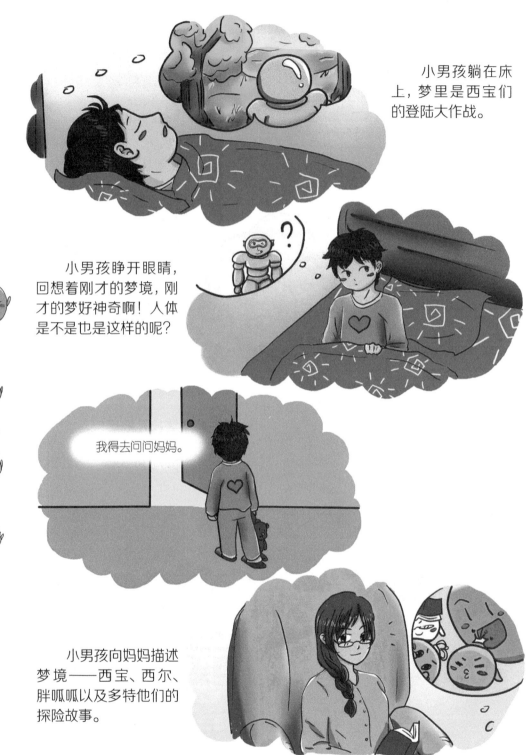

小男孩躺在床上，梦里是西宝们的登陆大作战。

小男孩睁开眼睛，回想着刚才的梦境，刚才的梦好神奇啊！人体是不是也是这样的呢？

我得去问问妈妈。

小男孩向妈妈描述梦境——西宝、西尔、胖呱呱以及多特他们的探险故事。

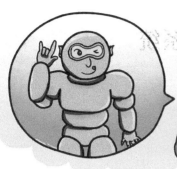
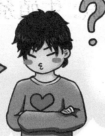

妈妈，最后泡泡们变成什么样了呀？

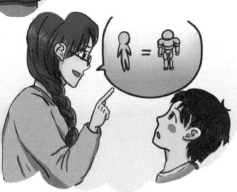

最后啊，泡泡们连同他们搭建的城堡变成像我们一样啊！

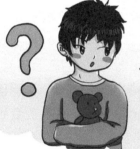
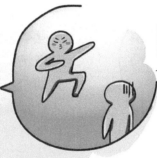

像我们……那我是从哪里来的呀？

你呀，是从妈妈肚子里的海洋里来的呀。

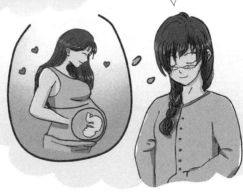

历尽苦难 美梦终成

159

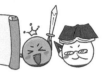

小知识：生殖系统

【知识解读】

不止小男孩好奇自己是从哪来的，相信每一位小朋友都曾经有过这样的疑问。其实每一个小朋友，都来自爸爸的精子和妈妈的卵子的结合。

为了完成这个过程，爸爸和妈妈从他们出生就开始了准备。在爸爸还是个小宝宝的时候，像两个小鸡蛋的睾丸从温暖的肚子里逐渐移动到体外，藏在两腿之间、阴茎后面的阴囊中，这是因为睾丸需要一个凉快的温度才能产生有活力的精子。无数精子在睾丸里成长，并通过叫输精管的管道输送，在精囊里储存。在爸爸成长为一个少年时，他的阴茎开始发育并开始勃起，这是一项使阴茎保持健康的上摆运动，为了以后能更好地把精子送到妈妈的子宫里。阴茎中有一条通道，排尿和排精都在这里进行。当阴茎勃起的时候，膀胱口排尿的阀门就会关起，不让尿液排出，这样精子就能自由地在尿道里通过，而不会受到尿液的污染。

在妈妈还是个小宝宝时，也有两个像小鸡蛋的卵巢在肚子里发育，卵巢是孕育卵子的地方，每个月只有1～2个成熟的卵子能够进入叫输卵管的管道，等候精子的到来。与输卵管连接的子宫，是一个如拳头大小的空腔，它是孕育宝宝的生命之床。在妈妈还是个女孩时，她的身体开始为以后孕育宝宝做准备，有些女孩八九岁就开始了准备，有些更晚

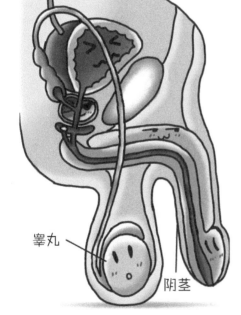

睾丸

阴茎

西宝登陆大作战——我的人体密码

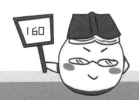

些，直到长大成人子宫才算做好准备。子宫每个月在里面练习为宝宝制作一张厚实的"水床"，它是由一些血液和柔软的皮肤构成，当子宫里没有宝宝时，子宫就会换一张床，旧的床会脱落，从阴道排出来，这叫作"月经"。阴道连接着子宫和外界，它是生命通道，成熟的宝宝从阴道里出来，同样它也能让阴茎进入以输送精子。平时阴道是闭合的，开口被掩藏在被称为外阴的数层褶皱的皮肤下面，这是为了保持阴道内的干净。

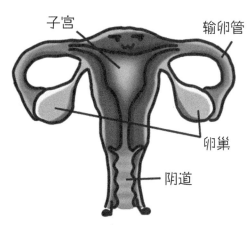

当精子和卵子结合后，成为"受精卵"，它会进入到子宫为它准备的床开始发育，小宝宝就从受精卵开始生长。小朋友，明白自己是怎么来的了吗？

【趣味小知识】

1. 在宝宝成熟之后，子宫开始收缩挤压，把宝宝推出阴道，但有时候，有些妈妈无法用力将孩子推出她的阴道，这时，医生只能在她的子宫上开一个口子，把孩子取出来，这叫作"剖宫产"。

2. 每次排精都有约 2 亿个精子向卵子靠拢，它们像一群小蝌蚪一样拼命游动，只有第一名的精子能够和卵子结合。所以，你在出生之前，就已经是第一名的最强宝宝啦！

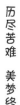

历尽苦难 美梦终成

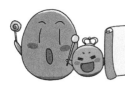

我的笔记